Matthias Schwarz

Schmerzfrei mit der Dorn-Methode

Forum Gesundheit

Herausgegeben von Andreas Beutel

Matthias Schwarz

Schmerzfrei mit der Dorn-Methode

45 effektive Übungen zur Selbsthilfe

2., durchgesehene Auflage 2007

Foitzick Verlag
Augsburg

Bibliografische Information der Deutschen Nationalbibliothek

Die Deutsche Nationalbibliothek verzeichnet diese Publikation in der Deutschen Nationalbibliografie; detaillierte bibliografische Daten sind im Internet über <http://dnb.d-nb.de> abrufbar.

1. Auflage 2003 Foitzick Verlag, München
2. Auflage 2007 Foitzick Verlag GmbH, Augsburg

Umschlagfoto und Übungsfotos: Isolde Wagner, München
Gestaltung, Satz und Druckabwicklung: paper-back Gmbh, München

Wir danken Ingrid Pfendtner, Alfio Liberto, Gamal Raslan und allen anderen, die zum Gelingen dieses Buchs beigetragen haben.

ISBN 978-3-929338-67-6

Inhaltsverzeichnis

Geleitwort zur 1. Auflage

Durch die Veränderung der Lebensgewohnheiten – insbesondere durch Bewegungsmangel – entstanden im Laufe der Entwicklungsgeschichte der Menschheit neue Krankheiten: Dazu zählen vor allem Erkrankungen der Wirbelsäule und des gesamten Bewegungsapparates, die meist mit Schmerzen und Einschränkungen der körperlichen Leistungsfähigkeit verbunden sind. Zur Behandlung dieser Leiden hat sich die Dorn-Methode, die Mitte der 1970er-Jahre von Dieter Dorn begründet wurde, besonders bewährt.

Das vorliegende Buch stellt die theoretischen Grundlagen und die praktische Anwendung der Dorn-Methode auch für medizinische Laien verständlich dar. Matthias Schwarz erläutert die Dorn-Methode in einer Form, die es betroffenen Patienten ermöglicht, sie einfach und wirkungsvoll in die Praxis umzusetzen.

Klar und anschaulich gestaltet, bietet das Buch die Basis für die Durchführung leichter Übungsprogramme – zur schnellen Selbsthilfe bei akut auftretenden Schmerzen sowie zur Kräftigung des Bewegungsapparates.

Freiburg, im Juli 2003

Dr. med. H.-G. Aschenbach
Diplom-Sportlehrer, Olympiasieger und
vierfacher Weltmeister im Skispringen und Skifliegen

Danke

Danken möchte ich vor allem meinen Patienten, die es mir ermöglichten, Erfahrungen zu sammeln und mein Wissen zu erweitern. Ebenfalls danken möchte ich Gebhard Bürke aus Basel, durch den ich auf die Dorn-Methode gestoßen bin und Harald Fleig aus Wehr, von dem ich diese Methode lernen durfte. Danken möchte ich auch Gunter Ott aus Titisee-Neustadt für seine fachliche Beratung und seine freundschaftliche Unterstützung. Mein besonderer Dank gehört jedoch Dieter Dorn, der mir in vielen persönlichen Begegnungen immer wieder den Ursprung dieser wunderbaren Arbeit nahe gebracht hat. Schließlich danke ich allen Menschen in meinem Umfeld, die in der Zeit des Schreibens Geduld mit mir bewiesen haben, insbesondere meiner Familie, die mir immer helfend zur Seite stand. Und ich danke dem Foitzick-Verlag, ohne dessen Unterstützung ich dieses Buch nicht hätte schreiben können.

Vorwort zur 1. Auflage

Liebe Leserin, lieber Leser,

„Damit müssen Sie leben“ – diese Aussage geben viele Orthopäden ihren Patienten mit auf den Weg, wenn Rücken- und Gelenksbeschwerden sich nach einiger Zeit der schulmedizinischen Behandlung nicht gebessert haben. Dabei gibt es durchaus Möglichkeiten, auch chronische Leiden in den Griff zu bekommen. Und Sie können selbst viel dazu beitragen. Die ebenso sanfte wie effektive Dorn-Methode kann nicht nur von ausgebildeten Therapeuten angewendet werden, sondern verfügt auch über zahlreiche Eigenübungen, die Rücken- und Gelenksschmerzen wirksam vorbeugen und sie bekämpfen.

Das vorliegende Buch versteht sich als Leitfaden, mit dem Sie sich schnell und wirkungsvoll nach den Regeln der Dorn-Methode selbst behandeln können. Die vorgestellten Übungen dienen unter anderem der Korrektur der Beingelenke und gleichen vorhandene Differenzen der Beinlängen aus. Dies dient einerseits als Prophylaxe, um Schäden an den Gelenken vorzubeugen, andererseits wird dadurch auch eine Verbesserung der Gesamtstatik erreicht und somit in einer ganzheitlichen Weise positiv auf die Wirbelsäule Einfluss genommen.

Die Wirkung der Dorn-Übungen ist jedoch in vielen Fällen nur von kurzer Dauer, wenn nicht gleichzeitig die Muskulatur in der betroffenen Region gestärkt wird. Deshalb war es mir besonders wichtig, zusätzlich Erweiterungen und Übungen darzustellen, die sich in meiner jahrelangen Praxistätigkeit mit der Dorn-Methode als sinnvoll und gut passend bewährt haben. Gezielte Kräftigungsübungen für Rücken, Bauch und Beine werden ebenso vorgestellt wie Übungen, von denen dringend abgeraten werden muss. Zu einigen Übungen werden Alternativ-Varianten aufgezeigt; bestimmte Übungen dürfen nur dann ausgeführt werden, wenn danach die entsprechenden Selbsthilfe-Übungen nach Dorn durchgeführt werden.

Als Dorn-Therapeut arbeite ich nun schon seit 1992. Ich habe in diesem Buch all meine bisherigen Erfahrungen und mein bisheriges Wissen niedergeschrieben.

München, im Juni 2003

Matthias Schwarz

Vorwort zur 2. Auflage

Liebe Leserin, lieber Leser,

ich möchte mich an dieser Stelle bei allen Leserinnen und Lesern der ersten Auflage des Buches „Schmerzfrei mit der Dorn-Methode" bedanken. Besonders erfreulich sind die vielen positiven Rückmeldungen, die seit dem Erscheinen des Buches bei mir eingegangen sind. Übung macht den Meister. Gerade deshalb freue ich mich auch sehr über die zahlreichen Berichte der Leserinnen und Leser, die Übungen aus meinem Buch erfolgreich durchgeführt haben.

Der zweiten Auflage wünsche ich wieder Erfolg und hoffe, dass sie ebenfalls vielen Menschen zur Hilfestellung dienen kann.

München, im Februar 2007

Matthias Schwarz

Dieter Dorn und seine Methode

Die Dorn-Methode geht auf eine alte Volksheilkunde zurück. Dieter Dorn lernte diesen Ansatz bei einem „Knocheneinrenker“ aus dem Nachbardorf kennen und entwickelte ihn zu seiner eigenen erfolgreichen Methode weiter.

Am Anfang stand ein Hexenschuss

Dieter Dorn betreibt im Allgäu, genauer gesagt in Lautrach bei Memmingen, ein Sägewerk und eine kleine Landwirtschaft. Eines Tages vor mittlerweile fast 30 Jahren wollte er einen Baum anheben. Wie viele Male zuvor bückte er sich, hob die Last an und – erlitt einen Hexenschuss. Von Schmerzen geplagt und unfähig zu arbeiten, fiel ihm ein alter Bauer und Heiler aus dem Nachbardorf ein. Am Stammtisch hatte man über diesen fast 80 Jahre alten Knocheneinrenker gelacht. Dennoch suchte Dorn den alten Mann auf. So kam Dieter Dorn zum ersten Mal mit einer ungewöhnlichen Heilmethode in Kontakt. Er musste sich an einen Tisch stellen und mit dem Bein schlenkern, während der Alte hier und da an der Wirbelsäule drückte. Schon nach kurzer Zeit ließ der Schmerz nach und am nächsten Tag konnte Dorn wieder arbeiten. Seine Neugier war geweckt. Bald ging er wieder zu dem alten Mann und fragte ihn, wo er dieses Knocheneinrichten lernen könnte. Die Antwort des Alten war ebenso knapp wie klar: „Du brauchst es nicht zu lernen, du kannst es schon.“ Er hatte gemerkt, dass in Dieter Dorn eine Begabung zum Heilen lag und forderte ihn auf, sie zu nutzen. Wenig später erkrankte der alte Heiler und starb.

Erste Erfolge

So musste sich Dieter Dorn diese Heilmethode selbst erarbeiten. Seine erste Patientin war seine Frau. Sie litt seit zehn Jahren unter starken Kopfschmerzen, und nichts hatte ihr bisher geholfen. Dorn tastete einfühlsam die Halswirbelsäule ab, massierte und lockerte die Muskeln, spürte Ungleichheiten in der Halswirbelsäule – Dorn bezeichnet sie als „Knubbel, die da nicht hingehören“ – und drückte auf ihnen herum. Die Knubbel verschwanden und mit ihnen der quälende Kopfschmerz.

Als zweite Patientin kam eine Nachbarin, der der Ischiasnerv zu schaffen machte. Monatelang hatte ihr der Hausarzt Spritzen und Bestrahlungen verabreicht. Das linderte ihr Leiden zwar, doch heilen konnte sie der Arzt nicht. Dann drückte Dieter Dorn die verhärteten Gesäßmuskeln weich, richtete das Hüftgelenk ein, und auch hier verschwanden die Schmerzen nach wenigen Stunden. Mit der Zeit kamen immer mehr Freunde, Verwandte, Nachbarn und Kunden, die sich nach Feierabend am Küchentisch behandeln ließen. Damals hatte Dorn von den medizinischen Hintergründen noch kaum eine Ahnung. Doch seine natürliche Begabung, sein unglaubliches Gespür und sein enormes Einfühlungsvermögen führten ihn immer zum Erfolg.

Vom Laien zum Fachmann

Mit zunehmender Erfahrung baute Dieter Dorn seine Methode aus. Parallel dazu erarbeitete er sich mithilfe eines Facharztes ein umfangreiches medizinisches Wissen. Dorn lernte alles über die Wirbelsäule, über Knochen und Gelenke, Muskeln, Sehnen und Nerven. Er erkannte die anatomischen Zusammenhänge und verstand, weshalb sich die Wirksamkeit seiner Methode längst nicht „nur“ auf Leiden beschränkte, die unmittelbar mit der Wirbelsäule zu tun hatten; auch Gelenksbeschwerden, Schwindel, Kreislaufprobleme und viele andere Krankheiten sprachen darauf an.

Von Anfang an arbeitete Dorn sehr offen; er erklärte gerne, was er tat und gab sein Wissen freigiebig weiter. Zuerst zeigte er seine Methode interessierten Nachbarn und Laien, dann besuchten ihn immer mehr Heilpraktiker, Krankengymnasten, Physiotherapeuten, Masseure, Hebammen und auch Ärzte, und ließen sich in die Grundlagen einweisen.

Eine Heilmethode sorgt für Furore

Mittlerweile ist die Methode rund 25 Jahre alt. Viele tausend Menschen wurden seither erfolgreich behandelt. Dieter Dorn bildet Therapeuten aus, die ihr Wissen an andere weitergeben. Er hält Seminare und Fortbildungen und im zweijährigen Turnus findet in Memmingen ein Dorn-Wirbelsäulen-Kongress statt. Die theoretischen Grundlagen für die enormen Erfolge dieser Methode wurden in den vergangenen Jahren ebenfalls erarbeitet. Mittlerweile sind auch mehrere medizinische Fachbücher zur Dorn-Therapie erschienen.

Innerhalb kurzer Zeit hat sich das Heilverfahren nach Dorn zu einer anerkannten und bewährten Methode der Alternativmedizin entwickelt. Die Dorn-Methode hat einen Siegeszug angetreten, und ein Ende dieses Erfolgs ist noch lange nicht abzusehen.

Sinnvolle und fragwürdige Varianten

Wie bei vielen erfolgreichen Innovationen, so gibt es auch im Kielwasser der Dorn-Methode schwarze Schafe, die die Methode verwässern und für die vor allem finanzielle Interessen im Vordergrund stehen. Längst nicht alles, was unter dem Namen Dorn angeboten wird, entspricht noch der ursprünglichen Idee.

Viele Heilpraktiker kombinieren die Dorn-Methode mit anderen bewährten Therapien, etwa der Homöopathie oder der Akupunktur. Ein nahezu perfektes Gespann bilden die Dorn-Methode und die Breuß-Massage (siehe auch Seite 77ff.). Andere Kombinationen erscheinen oftmals willkürlich zusammengestellt, manchmal sogar fragwürdig.

Jeder Therapeut lässt seine eigenen Erfahrungen in die Behandlung einfließen. Das verändert zwangsläufig auch die Methode – im positiven wie im negativen Sinne. Manche Griffe bereichern die Dorn-Methode und helfen dem Patienten besser als zuvor. Andere Griffe verfälschen das Heilverfahren und verstoßen sogar gegen Dorns Grundsätze. So korrigiert Dieter Dorn zum Beispiel die Wirbel der Lenden- und Brustwirbelsäule ausschließlich durch Druck am Dornfortsatz. Die Korrektur der Halswirbelsäule erfolgt dagegen durch Druck auf die Querfortsätze (siehe auch Seite 56). Manche Therapeuten drücken jedoch bei der Lenden- und Brustwirbelsäule ebenfalls auf den Querfortsatz; das tut nicht nur weh, sondern hat auch nichts mehr mit der sanften und ungefährlichen Dorn-Methode zu tun.

Eine Volksheilkunde

Nach wie vor ist die Dorn-Methode zuallererst eine Volksmedizin. Jeder Laie kann die Grundbegriffe rasch erlernen und anwenden. Voraussetzung hierfür sind eine entsprechende Begabung, sensible Hände, offene Sinne und vor allem ein glücklicher Daumen.

In diesem Sinne heilte einst der Knocheneinrenker, der selbstlos jedem half, der zu ihm kam. Ebenso uneigennützig handelt auch Dieter Dorn. Seinen Lebensunterhalt verdient er auch heute noch mit dem Sägewerk. Das Heilen empfindet er als besondere Begabung, die er zum Wohle anderer ausübt.

Anatomie des Bewegungsapparates

Der Name „Anatomie" leitet sich vom griechischen Wort ana-témnein ab und bedeutet zerschneiden oder eröffnen, wobei das Eröffnen hier eine doppelte Bedeutung einnimmt: Das Eröffnen des menschlichen Körpers eröffnet neue Erkenntnisse. Das gilt selbstverständlich auch für die Dorn-Methode. Um ihre Wirkungsweise zu verstehen, sind einige grundlegende anatomische Kenntnisse unerlässlich.

Die Bauelemente

In der Anatomie unterscheidet man aktive und passive Elemente des Bewegungsapparates. Zu den passiven Teilen zählen die Skelettknochen, ihre Gelenke und die Bänder. Der aktive Anteil umfasst die gesamte Muskulatur, die die einzelnen Teile gegeneinander bewegen oder sie in einer bestimmten Stellung fixieren kann, sowie die zugehörigen Sehnen.

Die Knochen

Der menschliche Körper besitzt mehr als 200 Knochen. Als Skelett stützen sie den Körper. Brustkorb und Becken schützen die inneren Organe, der Schädel ummantelt das Gehirn. In Zusammenarbeit mit den Muskeln ermöglichen die Knochen die Bewegungen. Sie sind je nach ihrer Lage und Funktion völlig verschieden aufgebaut.

Einteilung der Knochen		
Knochenform	**Beispiele**	**charakteristisch**
lange Knochen	Röhrenknochen der Arme und Beine	röhrenförmiger Schaft und zwei verdickte Endstücke
kurze Knochen	Hand- und Fußwurzelknochen	kompakt gebaut
platte Knochen	Rippen, Brustbein, Schulterblatt, Schädelknochen	zwei Schichten kompakte, flache Knochen
unregelmäßige Knochen	Wirbel, Knochen der Schädelbasis	unterschiedlich gebaut, Mischformen

Die Gelenke

Ein Gelenk ist eine Verbindung zwischen zwei Knochen. Diese Verbindung kann nahezu unbeweglich oder gar völlig starr ausfallen, andere Gelenke erlauben ein Höchstmaß an Bewegung.

Starre Gelenke finden sich im Kreuzbein und im Hüftbein; beide Knochenplatten entstanden durch eine Verschmelzung der Kreuzbeinwirbel bzw. der Beckenknochen. Die Schädelknochen sind untereinander straff verbunden, aber nicht starr.

Ein bewegliches Gelenk besitzt einen Gelenkspalt. Beide Knochenenden sind von Knorpel überzogen, der die Gelenkflächen bildet. Eine Kapsel umschließt wie ein Schlauch die beiden Knochenenden; sie dichtet das Gelenk nach außen ab und sondert die Gelenkschmiere ab. Gelenkschmiere und Knorpel sichern die Beweglichkeit des Gelenkes; sie fangen Druckbelastungen ab und verhindern, dass die Knochen direkt aufeinander reiben.

Die Gelenkform und die Anordnung der Muskeln ermöglichen bestimmte Bewegungen.

Einteilung der Gelenke nach ihrer Form			
Gelenkform	**Aufbau**	**Bewegungen**	**Beispiele**
Kugel-gelenk	kugelförmger Gelenkkopf, entsprechend geformte Gelenkpfanne	sechs Hauptbewegungen: kreisen nach innen und außen, beugen und strecken, seitlich heben und senken	Schultergelenk, Hüftgelenk (Sonderform des Kugelgelenks)
Eigelenk	zwei ellipsenförmige Gelenkkörper, einer mit nach innen geneigter Gelenkfläche, der andere mit einer nach außen geneigten Gelenkfläche	vier Hauptbewegungen: beugen und strecken, heben und senken	Handgelenk, Gelenk zwischen Atlas und Hinterhauptknochen
Scharnier-gelenk	ein walzenförmiger Gelenkkörper greift in die rinnenförmige Vertiefung des Gelenkkopfes	zwei Hauptbewegungen: beugen und strecken	Ellenbogen, Mittel- und Endgelenke der Finger, Kiefergelenk
Rad- oder Zapfen-gelenk	walzenförmiger Gelenkkörper, Hohlzylinder und ringförmiges Band drehen um eine Achse	drei Hauptbewegungen: beugen und strecken, rotieren	Gelenk zwischen Speiche und Elle
Sattel-gelenk	zwei nach innen gekrümmte Gelenkflächen stehen senkrecht aufeinander	vier Hauptbewegungen: beugen und strecken, heben und senken	Daumen

flaches Gelenk	zwei Flächen verschieben kleine Wirbelgelenke	die Flächen gleiten aufeinander	kleine Wirbelgelenke
straffes Gelenk	Bewegungen nur stark eingeschränkt möglich	seitliche Verschiebung	Kreuzbein-Darmbein-Gelenk (Iliosakralgelenk)

Die Bänder

Die Bänder sind ein wichtiger Teil des Gelenks. Sie führen es während einer Bewegung und hemmen einen übermäßigen Gelenkausschlag. Bänder halten das Gelenk im Lot. Ohne die Bänder kann ein Gelenk nicht richtig funktionieren.

Allerdings sind es nicht die Bänder, die das Gelenk zusammenhalten; diese Funktion erfüllen die Muskeln.

Die Muskeln und Sehnen

Die eigentliche Bewegung erfolgt mithilfe der Muskulatur. Ein einzelner Muskel besteht aus zahlreichen Muskelfasern; so besitzt der Bizeps etwa eine halbe Million Muskelfasern. Auf einen Nervenimpuls hin ziehen sich alle Fasern zusammen, sie kontrahieren und bilden den Muskelbauch. Der Muskel geht an seinen Enden in verschieden lange Sehnen über, die den Muskel fest im Knochen verankern. Die Sehne selbst kann nicht kontrahieren, aber sie überträgt die Muskelkraft auf den Knochen.

Es arbeiten immer mindestens zwei Muskeln zusammen. Ein Muskel zieht sich auf einen Nervenimpuls hin zusammen, er wird kürzer und dicker. Alleine kann er sich nicht zu seiner ursprünglichen Länge strecken, deshalb benötigt er einen Gegenspieler. Dieser zweite Muskel wirkt entgegengesetzt; so gibt es zum Beispiel den Armbeuger (Bizeps) und den Armstrecker.

Die Nerven

Muskeln werden von einem oder mehreren Nerven versorgt. Die Nerven übertragen den Befehl zur Kontraktion der Muskelfasern und sind verantwortlich für die Schmerzübertragung.

Funktionelle Einheit

Jede Bewegung erfordert ein fein aufeinander abgestimmtes Zusammenspiel von Nervenimpulsen und Muskelreaktionen. Der Muskel kontrahiert, die Sehne überträgt die Muskelkraft auf die Knochen und die Knochen bewegen sich, von Bändern geführt, im Gelenk

Die Bauelemente des Körpers

Bauelement	Funktion
Knochen	stützen, schützen, bewegen passiv
Gelenke	verbinden Knochen, erlauben Bewegungen
Bänder	führen das Gelenk während einer Bewegung
Muskeln	kontrahieren, bewegen aktiv
Sehnen	verankern den Muskel am Knochen, übertragen die Muskelkraft auf die Knochen

Die Wirbelsäule

Die Wirbelsäule ist die tragende Achse im Körper. Sie stabilisiert die aufrechte Haltung, schützt das Rückenmark und ermöglicht die Bewegungen des Rumpfes. Alle Teile des Skeletts sind mit der Wirbelsäule verbunden. Die Wirbelsäule besteht aus 24 freien Wirbeln und 8–10 verwachsenen Wirbeln.

Gliederung der Wirbelsäule

Abschnitt	Anzahl der Wirbel	Kurzbezeichnung	charakeristisch
Halswirbelsäule	7 Hals- oder zervikale Wirbel	C1–C7	eher zart gebaut; C1 Atlas (knöcherner Ring), C2 Axis/Dreher mit Zahn
Brustwirbelsäule	12 Brust- oder thorakale Wirbel	Th1–Th12	Ausgangspunkt für die Rippen
Lendenwirbelsäule	5 Lendenwirbel oder lumbale Wirbel	L1–L5	verhältnismäßig groß und robust gebaut; sie tragen den größten Anteil des Körpergewichts
Kreuzbein	5 Wirbel	Wirbel sind zu einer Knochenplatte verwachsen	das Kreuzbein ist sowohl Teil der Wirbelsäule als auch des Beckens
Steißbein	3–5 Wirbel	Wirbel sind zu einer Knochenplatte verwachsen	entspricht dem „Schwanz" bei Wirbeltieren

Grundbauplan eines Wirbels

Die einzelnen Wirbel können sehr unterschiedlich gebaut sein, dennoch folgen sie einem Grundbauplan. Danach besteht ein Wirbel aus dem kompakten, zylindrischen Wirbelkörper und besitzt zwei nach hinten gerichtete knöcherne Wirbelbögen, vier Wirbelgelenke und drei Knochenfortsätze.

Der Wirbelkörper bildet den massiven Teil der Säule. Von ihm gehen zwei nach hinten gerichtete knöcherne Wirbelbogen ab. Sie umschließen das Wirbelloch und bilden in ihrer Gesamtheit den Wirbelkanal. Im Wirbelkanal verläuft gut geschützt das Rückenmark. Durch seitliche Zwischenwirbellöcher treten die Rückenmarksnerven aus, die die inneren Organe und die Gliedmaßen versorgen.

Die Knochen- oder Wirbelfortsätze dienen den Muskeln als Ansatzfläche oder als Gelenk. Die Wirbelbögen laufen zum Rücken hin in einem einzelnen Fortsatz aus, dem Dornfortsatz. Er lässt sich gut tasten und ist auch als Höcker sichtbar. Die Dornfortsätze zeigen genau, wie die Wirbelsäule verläuft. Die beiden Querfortsätze sind seitwärts gerichtet.

Schließlich gibt es jeweils zwei obere und zwei untere Gelenkfortsätze. Sie bilden mit den Fortsätzen des darunter bzw. des darüber liegenden Wirbels ein Wirbelgelenk.

Die Bandscheiben

Zwischen zwei Wirbelkörpern und mit ihnen fest verwachsen liegt die Bandscheibe oder Zwischenwirbelscheibe. Sie besteht aus einem festen Faserring aus Kollagen und einem linsenförmigen wasserhaltigen Gallertkern, der Bandscheibe. Diese ist das Bindeglied zwischen den Wirbeln, dämpft Stöße und Erschütterungen ab und verteilt bei Belastungen der Wirbelsäule den Druck gleichmäßig über die gesamte Fläche des Wirbelkörpers.

Bei jeder Bewegung wird der Gallertkern etwas verschoben und gibt Flüssigkeit ab, der Mensch wird folglich im Laufe des Tages etwas kleiner. Im entlasteten Zustand füllt sich der Gallertkern wieder. Dieser Mechanismus erfordert einen ständigen Wechsel von Belastung und Entlastung. Deshalb schädigen Bewegungsmangel und dauerhafte Überlastungen die Bandscheiben.

Eine Bandscheibe erreicht etwa ein Drittel, maximal aber die Hälfte der Höhe eines Wirbelkörpers.

Belastung der Bandscheiben durch verschiedene Körperhaltungen	
Körperhaltung	**Belastung der Bandscheibe**
Liegen in Rückenlage mit angewinkelten Beinen (Stufenlagerung)	minimale Druckbelastung, etwa 30 Prozent der Belastung beim Stehen
Liegen in Seitenlage	etwa 25 Prozent der Belastung beim Stehen
Sitzen	maximale Belastung (um 50 Prozent stärker als beim Stehen)

Abweichungen vom Grundbauplan

Halswirbel

Der oberste Halswirbel oder Atlas besteht nur aus den beiden Wirbelbögen. Diese bilden einen knöchernen Ring, auf dem der Kopf sitzt. Der Wirbelkörper des zweiten Halswirbels (Drehers) läuft nach oben hin spitz zu und erinnert an einen Zahn. Dieser Wirbel passt genau in den ringförmigen Atlas. So bildet er eine Achse, um die sich der Atlas mit dem Kopf drehen kann. Hier findet die Bewegung des Kopfes statt, mit der wir ein „Nein“ signalisieren.

Zwischen dem ersten und zweiten Halswirbel liegt keine Bandscheibe. Die Wirbelkörper der anderen Halswirbel sind eher klein. Sie tragen Rippenfortsätze, die zusammen mit den Querfortsätzen die Knochenspangen bilden. Die Dornfortsätze der Halswirbel sind sehr kurz. Nur der Dornfortsatz des siebten Halswirbels ist länger und als einziger Dornfortsatz zu spüren.

Brustwirbel

Die Brustwirbel sind recht robust gebaut. An ihnen setzen die Rippen an. Die Dornfortsätze sind sehr lang und liegen – steil nach abwärts gerichtet – übereinander. Im unteren Bereich der Brustwirbelsäule treten die Nerven für die Beine aus dem Rückenmark aus.

Lendenwirbel

Die Wirbelkörper der Lendenwirbelsäule tragen die Hauptlast des Körpers und sind entsprechend robust gebaut. Es sind die dicksten und kräftigsten Wirbelkörper; ihre Dornfortsätze ragen direkt nach hinten.

Kreuzbein- und Steißbeinwirbel

Das Kreuzbein entsteht durch die Verschmelzung der fünf Kreuzbeinwirbel in der Kindheit. Die Querfortsätze und Rippenanteile bilden die massigen Seitenteile. Die Dornfortsätze sieht und fühlt man als eine Art Kamm. Am unteren Ende des Kreuzbeins schließt sich als unterster Knochen der Wirbelsäule das Steißbein an.

Stabilität und Beweglichkeit

Für sich allein betrachtet, sind die einzelnen Wirbelkörper sowie die zugehörigen Bandscheiben nur wenig beweglich. Doch im Zusammenspiel aller Wirbel ergibt sich eine beachtliche Beweglichkeit der Wirbelsäule.

Die Halswirbelsäule ist der mobilste Abschnitt; sie erlaubt Bewegungen nach fast allen Seiten. Dagegen wirkt die Brustwirbelsäule relativ unbeweglich. Durch den Brustkorb wird sie noch zusätzlich fixiert. Trotzdem ermöglicht sie flache Bewegungen in jede Richtung: nach vorne und rückwärts beugen, zur Seite neigen und um die Achse drehen. Die Lendenwirbel sind wieder weniger beweglich; während zur Seite neigen, strecken und beugen problemlos möglich sind, ist die Drehung um den Rumpf eingeschränkt. Dies erklärt die besondere Belastung der Lendenwirbelsäule bei bestimmten Sportarten, etwa Golf, Tennis oder Ski-Abfahrtslauf.

Bandapparat der Wirbelsäule

Sechs kräftige Bänder halten die Wirbelsäule zusammen und verspannen die einzelnen Bauteile miteinander. Je ein Längsband überzieht die gesamte Wirbelsäule vorne und hinten; dabei kleidet das hintere Längsband einen Teil des Wirbelkanals aus. Zwischen den Wirbelbögen spannen sich elastische Bänder; ein Band verbindet die Querfortsätze, ein weiteres die Dornfortsätze untereinander. Schließlich zieht noch ein Band über alle Dornfortsätze hinweg von unten nach oben.

Die Doppel-S-Form

Bei aufrechter Körperhaltung ist die Wirbelsäule gekrümmt wie ein doppeltes „S“. Die Halswirbelsäule biegt sich nach innen (Halslordose), die Brustwirbelsäule wölbt sich nach außen (Brustkyphose). Die Lendenwirbelsäule biegt sich nach innen (Lendenlordose) und Kreuz- und Steißbein wölben sich nach außen (Sakralkyphose).

Auf diese Weise bildet die Wirbelsäule einen biegsamen, elastischen Stab, der Belastungen beim aufrechten Laufen und Springen abfangen kann. Die Doppel-S-Form ist letztlich ein Kompromiss, um die Elastizität der Wirbelsäule zu gewährleisten, den Eingeweiden genügend Platz zu verschaffen und den besonderen Anforderungen des aufrechten Gangs gerecht zu werden.

Die Bauch- und Rückenmuskulatur stützt die Wirbelsäule, sodass sie die Doppelkrümmung in jeder Stellung erhält.

Fehlstellungen der Wirbelsäule

Stellung der Wirbelsäule	**Auswirkungen**
gesunde, anatomisch unauffällige Wirbelsäule	die Wirbelsäule befindet sich im Gleichgewicht, die einwirkenden Kräfte werden gleichmäßig verteilt
Rundrücken	gewölbter Rücken, vorgeschobene Schultern
Hohlkreuz (Hyperlordose)	auffälliger Knick zwischen Lenden- und Kreuzwirbel; der Bauch tritt heraus
Schiefrücken (Skoliose)	seitliche Verkrümmung und Verdrehung der Wirbelsäule

Die Rumpfmuskulatur

Der Rumpf wird gerne mit einem Segelschiff verglichen. Zwar ist der Schiffsmast im Boden verankert, doch seine feste Haltung bekommt er erst durch die optimale Spannung der Drahtseile. Genauso ist die Wirbelsäule im Becken verankert, ihre Stabilität bekommt sie jedoch durch das ausgeglichene Verhältnis von stützender und haltender Muskulatur – dem Verspannungssystem des Rumpfes. Die Muskulatur ermöglicht die aufrechte Haltung. Ohne sie würde das Gewicht von Brust, Bauch und Eingeweiden den Rumpf nach vorne ziehen.

Die tiefe Rückenmuskulatur
Diese Muskulatur übernimmt den größten Teil der Haltefunktion. Der Name sagt es bereits: Diese Muskeln liegen in der Tiefe und gehören direkt zur Wirbelsäule.

Die tiefen Rückenmuskeln bilden ein System aus kurzen, mittellangen und langen Muskelzügen, die die Wirbelkörper untereinander verstreben und ein kräftiges, stabilisierendes Muskelgeflecht bilden. Kurze Muskeln verbinden benachbarte Wirbel. Durch ihre Funktion als Haltemuskulatur neigen sie häufig zur Verkürzung. Mittellange Muskeln ziehen an mehreren Wirbeln vorbei – von den Querfortsätzen eines Wirbelkörpers zu den Dornfortsätzen des oberhalb gelegenen Wirbels und von Querfortsatz zu Querfortsatz oder von Dornfortsatz zu Dornfortsatz. Sie sind auch an der Bewegung des Rumpfes beteiligt.

Ein langer Muskelzug reicht vom Becken bis zum Kopf, es ist der Rückenaufrichtemuskel. Dieser robuste Muskel schmerzt besonders bei Verspannung und Verkrampfung.

Die Bauchmuskulatur
Die Bauchmuskeln setzen am Brustkorb und am Beckengürtel an. Sie arbeiten teils mit der tiefen Rückenmuskulatur zusammen und unterstützen diese, teils wirken sie als deren Gegenspieler. Die Bauchmuskeln sollten im Gleichgewicht zu der tiefen Rückenmuskulatur stehen.

Tatsächlich sind sie meist schwach ausgebildet, verkürzt oder geschwächt. Zum Ausgleich werden die Rückenmuskeln stärker in Anspruch genommen, was wiederum die Bandscheiben und Wirbel massiv belastet. Kräftige Bauchmuskeln dagegen sorgen für einen guten Spannungszustand und entlasten die tiefe Rückenmuskulatur.

Die Bauchmuskulatur hat jedoch nicht nur Haltefunktion. Sie unterstützt auch die Atmung, stabilisiert den Oberkörper und ermöglicht ihm, sich um die eigene Achse zu drehen und zur Seite zu neigen. Und sie schützt die Unterleibsorgane und entlastet durch die Bauchpresse die Bandscheiben. Deshalb ist eine kräftige Bauchmuskulatur für die Gesundheit von entscheidender Bedeutung. Geeignete Übungen finden Sie im Praxisteil ab Seite 156.

Die oberflächliche Rückenmuskulatur

Die oberflächlichen Rückenmuskeln sind gut sichtbar. Am bekanntesten ist der Trapezmuskel, der den gesamten Nackenbereich dominiert. Er verbindet Rücken und Arme miteinander, bewegt die Schulterblätter, dreht den Kopf, hebt die Schlüsselbeine und unterstützt ebenfalls die tiefen Rückenmuskeln bei der Stabilisierung der Wirbelsäule.

Der breite Rückenmuskel ermöglicht eine seitliche Neigung des Rumpfes sowie Armbewegungen.

Der große Lendenmuskel entspringt an den Lendenwirbeln, läuft quer über das Hüftgelenk nach unten und setzt im oberen Bereich des Oberschenkelknochens an. Bei starker Belastung verursacht er Schmerzen in der Kreuzbeinregion.

Becken, Hüfte, Beine

Das Becken bildet das zentrale Tragegerüst unseres Körpers. Es zeigt eine Reihe von Sondermerkmalen, die sich durch die Anpassung an den aufrechten Gang herausgebildet haben.

Funktion und Aufbau

Der geschlossene knöcherne Beckengürtel bildet die Basis der Wirbelsäule und verbindet den Rumpf mit den Beinen. Er ist Ansatzpunkt vieler Muskeln und Bänder, trägt die Eingeweide der Bauchhöhle, stabilisiert den Rumpf beim aufrechten Gang und überträgt die Last von oben über die Hüftgelenke auf die Beine.

Bei Babys besteht das Becken auf beiden Seiten noch aus jeweils drei Knochen: dem Darmbein, dem Sitzbein und dem Schambein. Später verschmelzen sie zu den beiden Hüftbeinen, die auf der Vorderseite durch die knorpelige Schambeinfuge verbunden sind.

Das Kreuzbein

Das Kreuzbein – eine aus den fünf Kreuzbeinwirbeln verwachsene Knochenplatte – sitzt wie ein Keil fest im Becken. Auf beiden Seiten steht es über das Kreuzbein-Darmbein-Gelenk (Iliosakralgelenk) mit dem Darmbein in Verbindung. Es ist nur wenig beweglich und soll vor allem Stöße abfedern. Starke Bänder befestigen und stabilisieren das Kreuzbein. Seine korrekte Lage beeinflusst maßgeblich die Form der Wirbelsäule.

Das Hüftgelenk

Als so genanntes Nussgelenk stellt es eine Sonderform des Kugelgelenks dar. Die Hüftgelenkpfanne umgibt den kugelförmigen Gelenkkopf und verleiht ihm einen sicheren Halt und eine gute Führung. Drei starke Bänder ziehen von allen Teilen des Hüftbeins zum Oberschenkel. Eine knorpelige Gelenklippe sorgt zusätzlich für große Festigkeit und Stabilität.

Das Hüftgelenk ermöglicht Bewegungen in alle Richtungen: kreisen nach innen und außen, beugen und strecken, seitlich heben und senken.

Seine Stabilität wächst außerdem mit der Leistungsfähigkeit der Muskeln. Der wichtigste Beuger im Hüftgelenk ist der Lenden-Darmbeinmuskel (M. iliopsoas). Er stabilisiert die Lendenwirbelsäule und ermöglicht das Aufrichten des Oberkörpers aus der Rückenlage sowie das Beugen im Stand. Dieser Muskel wird im Alltag beim Gehen, Laufen und Treppensteigen aktiviert und neigt eher zur Verkürzung.

Sein Gegenspieler ist der große Gesäßmuskel (M. gluteus maximus); er streckt die Hüfte, richtet das Becken auf und stabilisiert es beim Gehen, und bewegt die Oberschenkel. Andere Strecker unterstützen ihn. Im Allgemeinen werden die Strecker im Alltag zu wenig beansprucht.

Die Hüft- und Beinmuskulatur ist wesentlich an der Leistungsfähigkeit und beschwerdefreien Funktion der Wirbelsäule beteiligt. Eine kräftige Beinmuskulatur kann die Wirbelsäule bei zahlreichen Alltagsbewegungen entscheidend entlasten.

Das Kniegelenk

Das Kniegelenk ist ein hoch empfindliches Scharniergelenk und besteht aus drei Teilgelenken. Es wird von zwei sehr starken Bandsystemen geführt, den Seitenbändern und den Kreuzbändern. Der Meniskus, eine Bandscheibe in Form eines Halbmondes, puffert Erschütterungen ab. Zusätzlich ist die Kniescheibe eingelagert, um durch eine bessere Hebelwirkung die Muskeln zu entlasten.

Das Kniegelenk ist das am massivsten belastete Gelenk im Körper. Obwohl der Knorpel eine Dicke von bis zu 5 Millimetern erreicht, treten dennoch gerade hier am frühesten Abnutzungserscheinungen auf.

Das obere und untere Sprunggelenk

In den Sprunggelenken erfolgen die Bewegungen des Fußes gegen den Unterschenkel. Im oberen Sprunggelenk findet das Heben und Senken der Fußspitze statt; im unteren die seitlichen Bewegungen, also das Gehen auf den Innen- oder Außenkanten des Fußes.

Wie bei allen Gelenken sichert der Muskel- und Bandapparat das Gelenk und gewährleistet eine reibungslose Funktion. Eine kräftige Muskulatur und angemessene Dehnübungen entlasten die Gelenke und beugen Verletzungen vor.

Die Füße

Diese 26 kleinen Knochen, die nur von Bändern, Muskeln und Sehnen zusammengehalten werden, tragen die ganze Körperlast. Ein gesunder Fuß berührt nur mit Ferse, Außenkante, Ballen und Zehen den Boden. Diese bilden eine Brücke, die beim Laufen und Springen alle Stöße federnd abfängt. Es versteht sich, dass sich anatomische Anomalien wie Senk-, Spreiz- und Knickfüße nachteilig auf die gesamte Körperstatik auswirken.

Schultern und Arme

Anders als der Beckengürtel bildet der Schultergürtel keinen geschlossenen festen Knochenring. Die Skeletteile sind beweglich miteinander verbunden und ermöglichen einen großen Bewegungsspielraum.

Schultergürtel und Schultergelenk

Der Schultergürtel setzt sich aus den beiden Schlüsselbeinen und dem Schulterblatt zusammen. Über das Brustbein-Schlüsselbein-Gelenk ist er mit dem Rumpf verbunden. Das Brustbein stabilisiert den Oberkörper, schützt den Brust- und Bauchraum und unterstützt die Atmung.

Das Schulterblatt ist ein flacher, dreieckiger Knochen; an seinen oberen äußeren Ecken liegen die ovalen Schultergelenkpfannen. Wie das Hüftgelenk ist auch das Schultergelenk ein Kugelgelenk und ermöglicht Bewegungen in alle Richtungen. Es wird vor allem durch Muskeln gehalten, weshalb es verhältnismäßig leicht ausgerenkt werden kann.

Die wichtigsten Muskeln im Bereich der Schultern sind der Kapuzenmuskel oder Kappenmuskel (M. trapezius), der kleine und der große Rautenmuskel (M. rhomboideus minor et major) und der Schulterblattheber (M. levator scapulae). Sie heben den Schultergürtel, ziehen die Schulterblätter nach innen und stabilisieren die Halswirbelsäule. Der große Brustmuskel (M. pectoralis major) zieht von der Vorderseite des Rumpfes zum Oberarm. Er ist verantwortlich für die Armbewegungen und stabilisiert das Schultergelenk. Häufig treten hier Verkürzungen auf. Bei gleichzeitiger Schwäche des Rückenstreckers kann es zu einem Rundrücken kommen.

Bauplan der Gliedmaßen

Arme		**Beine**	
Schultergürtel	Schlüsselbein, Brustbein, Schulterblatt	Beckengürtel	Hüftbein (Darmbein, Schambein, Sitzbein) und Kreuzbein
Schultergelenk		Hüftgelenk	
Oberarm	Oberarm-knochen	Oberschenkel	Oberschenkel-knochen
Ellenbogen-gelenk		Kniegelenk	Kniescheibe
Unterarm	Elle, Speiche	Unterschenkel	Schienbein, Wadenbein
Handgelenk		Sprunggelenk oberes, unteres	
Hand (27 Knochen)	8 Handwurzel-knochen, 5 Mittelhand-knochen	Fuß (26 Knochen)	Fußwurzel-knochen
Finger und Fingergelenke	Fingerknochen: Daumen (2 Glieder); vier Finger (je 3 Glieder)	Zehen und Zehengelenke	Zehenknochen

Das Ellenbogengelenk

Es wird aus Oberarmknochen, Elle und Speiche gebildet und besteht aus drei Einzelgelenken:

Aufbau des Ellenbogengelenks		
Gelenk	**Knochen**	**Funktion**
Scharniergelenk	Oberarmknochen, Elle	Arme beugen, strecken
Radgelenk	Speiche, Elle	Arm/Hand drehen
Drehscharniergelenk	Oberarm, Speiche	beugen, drehen

Das Problem der unterschiedlichen Beinlängen

Die rechte und die linke Körperhälfte sind nur selten spiegelbildlich genau gleich. Meist wirken sich diese Asymmetrien im Alltag nicht aus. Eine Ausnahme gibt es allerdings, nämlich die Beinlängen. Die gesamte Körperstatik hängt davon ab, dass beide Beine gleich lang sind.

Die Sicht der Schulmedizin

Bei medizinischen Gesprächen über Rückenschmerzen spielt die Länge der Beine kaum eine Rolle. Das hat mehrere Ursachen: Unterschiedlich lange Beine verursachen nur selten sofort spürbare Beschwerden. Meist wissen die Betroffenen nichts von ihrem Zustand. Sie suchen den Arzt wegen eines Rückenleidens auf, wegen Nackenverspannungen oder Schmerzen in der Halswirbelsäule, aber nicht wegen ihrer verschiedenen Beinlängen.

Die Schulmedizin wiederum kennt keine Methode, die Beinlänge 100-prozentig genau zu messen. So fällt es den Ärzten schwer sich festzulegen. Viele Ärzte vertreten sogar die Meinung, ein Unterschied von einigen Millimetern oder wenigen Zentimetern sei durchaus üblich und schade nichts. Im Zweifelsfall verschreibt der Orthopäde eine Absatzerhöhung für das kürzere Bein. Wenn der Patient stark humpelt, wird eine Operation empfohlen, mit der das längere Bein auf die Länge des zweiten Beines gebracht werden soll.

Das sagt die Dorn-Methode

Völlig entgegengesetzt sieht die Dorn-Methode diese Problematik. Die Korrektur der Beinlängen ist das Kernstück der Therapie. Die Beine sind die Basis, auf ihnen ruht der Körper. Wenn die Basis nicht stimmt, gerät die gesamte Statik durcheinander. Deshalb verursachen unterschiedlich lange Beine sehr wohl Symptome. Mehr noch: Hier liegt die Ursache vieler Leiden, und zwar keineswegs nur von Rückenschmerzen (siehe auch Seite 42f.).

Vielleicht lässt sich die Länge der Beine nicht exakt messen, aber der Längenunterschied der Beine lässt sich mit einem Handgriff überzeugend darstellen – und auch korrigieren.

Ursache vieler Rückenleiden

Vier von fünf Patienten, die wegen Rückenbeschwerden einen Heilpraktiker aufsuchen, haben unterschiedlich lange Beine. Der Längenunterschied liegt meist zwischen einigen Millimetern und drei Zentimetern, in seltenen Fällen kann die Differenz bis zu fünf Zentimetern betragen.

Den meisten Menschen ist dies jedoch nicht bewusst. Wer denkt schon an die Beine, solange er nicht hinkt? Dabei sind unterschiedliche Beinlängen aus der Sicht der Dorn-Methode ein wesentlicher Grund für die meisten Rückenprobleme.

Die Ausnahme: schief gewachsen

In einigen Fällen sind echte anatomische Ursachen der Grund für unterschiedlichen Beinlängen, etwa Wachstumsstörungen, schlecht verheilte beziehungsweise schief zusammen gewachsene Knochen nach Brüchen sowie Unfälle, Operationen oder entzündliche Reaktionen (z.B. eine Arthrose in Fuß-, Knie- oder Hüftgelenk). Dann spricht man von einer echten Beinlängendifferenz.

Sehr viel öfter sind die Ursachen jedoch wesentlich simpler. Denn die meisten Beine weisen keineswegs eine echte Beinlängendifferenz auf; im Röntgenbild erweisen sich die Knochen als gleich lang. Vielmehr sind die gelenkigen Verbindungen der großen Beingelenke in Fehlstellung; ein Bein hängt lockerer als das andere in der Hüfte, am Knie oder in einem der Sprunggelenke. Diese lockere Aufhängung spürt der Patient nicht; allerdings ist das eine Bein messbar länger als das andere.

Die Regel: subluxierte Gelenke

In der Fachsprache bezeichnet man ein solches herausgezogenes Gelenk als subluxiert. Der Begriff kommt vom lateinischen „sub“ = unterhalb und „luxare“ = verrenken. Eine Verrenkung des Gelenks heißt Luxation. Die beiden Gelenkflächen sind gegeneinander verschoben, geraten dadurch in Fehlstellung und tun höllisch weh. Man kennt das aus dem Sport: Da rempeln z.B. zwei Handballer heftig aneinander, und schon liegt einer schmerzgeplagt am Boden und hält sich die Schulter. Ein Arzt muss her, der das Schultergelenk mit einem gezielten Griff wieder einrenkt.

Eine Subluxation ist folglich eine Beinahe-Verrenkung oder -Auskugelung des Gelenks. Die Knochenenden werden auseinander gezogen und der Gelenkspalt vergrößert, aber die Gelenkflächen bleiben miteinander in Kontakt. Mit Ausnahme von wirklich schweren Fällen funktioniert das Gelenk nahezu reibungslos. Muskeln und Bänder halten es zusammen und der Betroffene merkt unmittelbar nichts von diesem Vorgang.

Hinweise auf unterschiedliche Beinlängen:

- häufiger Wechsel des Standbeins bei längerem Stehen
- häufiges Sitzen mit übereinander geschlagenen Beinen
- Schmerzen im Kniegelenk und/oder in der Hüfte
- Die Hosenbeine erscheinen unterschiedlich lang

Grundsätzlich kann jedes Gelenk subluxieren. Am Bein betrifft es gewöhnlich das Hüftgelenk, das Kniegelenk oder eines der beiden Sprunggelenke (siehe auch Seite 40); im schlimmsten Fall sind alle Gelenke subluxiert. Dann summieren sich die einzelnen Subluxationen. Ein Gelenk ist vielleicht nur um Millimeter auseinander gezogen, aber alle Subluxationen zusammen können das Bein unter Umständen um mehrere Zentimeter verlängern.

Im Röntgenbild nicht sichtbar

Eine leichte Subluxation kann der Arzt auf einem Röntgenbild nicht erkennen. Der Abstand zwischen Gelenkkopf und -pfanne erscheint als schwarze Fläche. Man sieht nicht, wie viele Millimeter davon auf die Knorpelschicht entfallen und wie viele auf den Gelenkspalt. Es treten auch keine Fehlstellungen oder Blockierungen der normalen Beweglichkeit des Gelenks auf. Und wenn weder Kapsel, Knorpel oder Bänder in Mitleidenschaft gezogen werden, bleibt die Subluxation unentdeckt.

Bei einer vollständigen Behandlung nach Dorn richtet der Therapeut alle Gelenke ein. Mit einigen einfachen Handgriffen schiebt er die Gelenke wieder zusammen. Ein subluxiertes Gelenk nimmt seine ursprüngliche Stellung wieder ein, einem intakten Gelenk schadet dieser Vorgang nichts.

Warum Gelenke subluxieren

Eine Gelenksubluxation entwickelt sich allmählich. Nahezu alle Babys kommen mit gleich langen Beinen zur Welt. Doch bereits einige Jahre später hat sich das Bild gewandelt: Ärzte beklagen Haltungsschäden bei Schulkindern, Sportlehrer kämpfen mit ungeschickten und unkoordinierten Kindern, Therapeuten diagnostizieren unterschiedlich lange Beine. Bleiben die Kinder unbehandelt, dann droht ihnen als Erwachsener manches Leiden, das zu vermeiden gewesen wäre. Viele kleine Verhaltens- und

Bewegungsfehler belasten die Gelenke oder hebeln gar den Gelenkkopf aus der Gelenkpfanne heraus. Grundsätzlich lässt sich sagen: Jede Bewegung, bei der die beiden beteiligten Knochen einen spitzen Winkel bilden, belastet das Gelenk. Zu schwache Muskeln, überdehnte oder erschlaffte Bänder tun ein Übriges; sie können die Gelenke kaum mehr stabilisieren.

Subluxation im Hüftgelenk

Das Hüftgelenk subluxiert am häufigsten: Drei von vier Beinverlängerungen gehen auf dieses Gelenk zurück. Kein Wunder, denn die Anatomie begünstigt eine Subluxation: Die Hüftgelenkspfanne lässt dem Hüftgelenkskopf zur Bauchseite hin sehr viel Freiheit, was uns das Sitzen, Beugen und Bücken ermöglicht. Doch je weiter sich der Oberkörper dem Oberschenkel nähert, desto spitzer wird der Winkel zwischen Rumpf und Bein, und desto stärker wird der Gelenkkopf nach vorne gezogen und rutscht aus der Pfanne heraus. Wenn wir dann schnell aufstehen, bleibt dem Gelenkkopf kaum Zeit, wieder seine ursprüngliche Position einzunehmen. Um Schlimmeres zu verhindern, hält die Muskulatur den Gelenkkopf fest, und schon hat sich der Gelenkspalt geringfügig geweitet.

In vielen Fällen wird die Hüftgelenksubluxation sogar schon bei der Geburt eingeleitet. In früherer Zeit hob die Hebamme das Neugeborene an den Beinen hoch und klopfte ihm auf den Rücken. Diese „Behandlung“ sollte das Kind zum Schreien anregen und den ersten Atemzug erleichtern. Dass man mit diesem Griff dem Baby die Beine aus der Hüfte zog, bedachte man nicht.

Subluxation im Kniegelenk

Das Kniegelenk leidet, wenn es stark gebeugt oder einer Drehbewegung ausgesetzt wird. Ein extremes Beispiel ist das Sitzen auf den Fersen. Dadurch werden die Bänder überdehnt, das Gelenk verliert an Halt und rutscht heraus.

Subluxation im Sprunggelenk

Das Sprunggelenk subluxiert häufiger als allgemein angenommen wird. Selbst erfahrene Dorn-Therapeuten denken bei unterschiedlichen Beinlängen zunächst an ein subluxiertes Hüftgelenk. Doch tatsächlich verringert eine Korrektur des Sprunggelenks bei mehr als der Hälfte der Patienten die Beinlängendifferenz.

Die Ursachen für die Subluxation dieses Gelenks sind ganz alltäglich: ein Umknicken des Fußes, ein Sturz, das Wickeln der Füße um die Stuhlbeine, wie es Kinder gerne tun – all diese Kleinigkeiten entwickeln ungünstige Hebelkräfte und ziehen am Gelenk. Es kann subluxieren und die Muskulatur dauerhaft schwächen.

Verhaltensweisen und Umstände, die zu einer Subluxation führen können

Gelenk	Verhaltensweise
Hüftgelenk	• tiefes Sitzen, etwa in weichen Polstermöbeln oder im Autositz • Sitzen mit übereinander geschlagenen Beinen • Bücken oder Beugen mit durchgedrückten Knien • bestimmte Dehnübungen • Stürze oder heftige Stöße
Kniegelenk	• unsachgemäße Belastung, Beugen um mehr als 90 Grad • Sitzen auf den Fersen • bestimmte Dehnübungen und Drehbewegungen • Stürze oder heftige Stöße
Sprunggelenk	• Umknicken des Fußes • Füße um die Stuhlbeine schlingen • bestimmte Dehnübungen • Stürze oder heftige Stöße

Schiefes Becken – krummer Rücken

Nun könnte man meinen, ein subluxiertes Gelenk sei nicht weiter schlimm, solange es funktioniert. Doch das ist ebenso kurzsichtig wie falsch gedacht. Die Beine tragen das Becken, das Becken bildet die Basis für die Wirbelsäule, auf dem obersten Wirbelkörper sitzt der Kopf und die Muskulatur verbindet diese Konstruktion auf geniale Weise miteinander.

Wenn die Beine unterschiedlich lang sind, steht das Becken nicht mehr gerade, sondern schief. Das längere Bein drückt seine Beckenschaufel nach oben. Damit gerät auch das Kreuzbein in eine Schieflage. Die Lendenwirbelsäule kompensiert diese Schräge, indem sie in ihrem weiteren Verlauf zur Gegenseite hin ausweicht. Im ungünstigsten Fall gleicht nun die Brustwirbelsäule durch einen nochmaligen Gegenschwung aus. Dieses Geschehen kann sich bis zur Halswirbelsäule fortsetzen.

Hinweise auf einen Beckenschiefstand

- Längeres Stehen auf beiden Beinen gleichzeitig fällt schwer; häufiges Wechseln des Standbeins
- Bewegungseinschränkungen beim Gehen
- Schmerzen im Liegen
- Rückenschmerzen, vor allem im Lendenwirbelbereich oder in der Leistengegend
- Probleme mit der Hüfte (verlängertes Bein) oder im Kniegelenk (kürzeres Bein)

Schmerzen in Kreuz und Knie

Neben der Belastung für die Wirbelsäule wird auch das Becken in Mitleidenschaft gezogen. Durch die große Spannung im Becken verkantet sich früher oder später das Kreuzbein und verändert seine Position; es subluxiert. Der obere Teil kippt nach vorne in den Bauchraum, der untere Teil zeigt nach hinten. Das entlastet zwar das Becken, aber es führt zu anderen Problemen. Viele Ischiasbeschwerden gehen auf ein blockiertes Kreuzbein-Darmbein-Gelenk (Iliosakralgelenk) zurück. In einigen Fällen verdrehen sich die Beckenschaufeln; man spricht dann von einer Beckenverwringung.

Ungleich lange Beine verändern nicht nur die Statik des Körpers, sie begünstigen auch die Entstehung von Arthrosen. Auf der Seite des längeren Beines wird das Hüftgelenk besonders beansprucht, am kürzeren Bein leidet das Kniegelenk an Überlastung. Oft treten Schmerzen erst nach vielen Jahren auf, und die eigentlichen Ursachen – unterschiedlich lange Beine und Beckenschiefstand – bleiben unerkannt.

Auswirkungen auf den ganzen Körper

Wenn die Wirbel aus dem Lot geraten, kann das eine Reihe von Konsequenzen haben.

Verschobene Wirbel und ihre Folgen	
Beschwerden	**mögliche Auswirkung**
Wirbelsäule und Rumpfmuskulatur	
Verkrümmung der Wirbelsäule	Skoliose, Fehlhaltungen
Ungleichmäßige Belastung der Bandscheiben	Bandscheibenvorfall
Die tiefen Rückenmuskeln verspannen sich in ihrem Bemühen, die Wirbelsäule in ihrer Lage zu halten.	Rückenschmerzen, Hartspann
Die verspannte Muskulatur übt Zug auf die Wirbelfortsätze aus und kann die Lage einzelner Wirbel einschließlich der Halswirbel und des Kiefergelenks verändern.	Schmerzen aller Art, Migräne, Wirbelfehlstellungen und Blockaden

Die oberflächlichen Rückenmuskeln und die Bauchmuskeln müssen sich der neuen unsymmetrischen Situation anpassen.	Verspannungen im Schulterbereich
Das Kreuzbein verändert unter der Belastung seine Position, das Kreuzbein-Darmbein-Gelenk (Iliosakralgelenk) subluxiert.	Probleme im Beckenbereich, Schmerzen im Lendenwirbelsäulenbereich und Gesäß
Gelenke	
Das Hüftgelenk unterliegt einer besonderen Belastung.	Hüftgelenksarthrose
Das kürzere Bein trägt mehr als die Hälfte des Körpergewichts und wird übermäßig belastet.	Schmerzen im Knie, Kniegelenksarthrose
Nerven und Organe	
Die durch die Zwischenwirbellöcher austretenden Spinalnerven können in ihrer Funktion beeinträchtigt werden.	beeinträchtigte Organfunktionen Taubheitsgefühl in Armen und Beinen
Der Ischiasnerv wird geklemmt.	Ischiasbeschwerden

Die Ursache beheben

Nach der Dorn-Methode wird das längere Bein kürzer gemacht, nicht das kürzere länger. Das ist die erste und wichtigste Regel, und damit unterscheidet sich die Behandlung grundsätzlich von allen anderen Methoden.

Eine Behandlung nach der Dorn-Methode beginnt immer am längeren Bein und arbeitet sich von unten nach oben vor. Zuerst wird das Sprunggelenk behandelt, danach das Knie und schließlich das Hüftgelenk.

Um sicher zu stellen, das tatsächlich alle Gelenke in ihrer richtigen Position sind, werden immer beide Beine und alle Gelenke korrigiert. Im Anschluss daran wird das Becken eingerichtet und schließlich werden die Wirbel in ihre richtige Position geschoben.

Problem Absatzerhöhung

Orthopäden empfehlen bei unterschiedlichen Beinlängen gerne eine Absatzerhöhung. Doch nur manche Patienten empfinden diese Erhöhungen tatsächlich als wohltuend. Sie bieten aber weder eine Lösung für das Problem noch lassen sie die Beschwerden verschwinden. Das Becken steht unverändert schief, das Kreuzbein bleibt blockiert, die Wirbelsäule gekrümmt. Die orthopädische Hilfe stabilisiert den Fehlzustand sogar noch und langfristig verschlimmern sich die Beschwerden.

Allerdings sollte ein Patient seine Absatzerhöhungen nicht eigenmächtig entfernen. Der Dorn-Therapeut wird ihm nach der Gelenkkorrektur entsprechende Übungen auftragen. Die Erhöhungen können erst dann weggelassen werden, wenn sich die Gelenke in ihrer neuen Position stabilisiert haben.

Behandlung mit der Dorn-Methode

Die Dorn-Methode macht mit geringem Aufwand effektive Ergebnisse möglich. Und wie nur wenige andere Therapien bezieht sie den Patienten aktiv mit ein.

Einfach und sanft

Die Ausführung der Dorn-Methode ist relativ einfach. Jeder begabte Laie kann die Handgriffe und das Daumendrücken lernen und anschließend im Freundes- und Verwandtenkreis anwenden.

Man benötigt keine Hilfsmittel. Das einzige Werkzeug ist der Daumen. Die blockierten Wirbel werden mit Gefühl ertastet und mit dem Daumen sanft in ihre ursprüngliche Lage zurückgedrückt. Nichts geschieht mit Gewalt, plötzliche oder ruckartige Bewegungen kommen nicht vor. Weil sich die ganze Methode an die natürlichen Gegebenheiten des Körpers anlehnt, ist die Gefahr einer Verletzung oder einer Überdehnung der Bänder so gut wie ausgeschlossen. Die großen Gelenke werden mit einem einfachen Hebelgriff eingerichtet.

Es ist eine sanfte, sehr gefühlvolle Methode. Kleinste Fehlstellungen der Wirbel werden ertastet und beseitigt. Die Korrektur erfolgt schonend und mit viel Gespür. Zwar muss der Therapeut auch mal kräftig drücken, aber dennoch fühlt sich alles völlig natürlich an. Der Körper hat Zeit, die Behandlung aufzunehmen. Das Gefühl ist überhaupt ein wichtiges Element bei der Dorn-Methode. Deshalb kann ein einfühlsamer Laie unter Umständen mehr erreichen als ein unsensibler Therapeut.

Aktive Mitarbeit ist unerlässlich

Während der Korrektur führt der Patient ganz bestimmte, aber sehr einfache Bewegungen aus. Je nachdem, welcher Wirbel gerade korrigiert wird, pendelt er mit den Armen, schwingt das Bein oder dreht seinen Kopf hin und her. Diese Bewegung beschäftigt die Muskulatur und lenkt sie ab. Dadurch geschieht das Einrichten ohne jeden Widerstand. Kein Muskel versucht den Wirbel in seiner falschen Position zu halten, vielmehr folgt er willig der neuen Stellung. Der Körper nimmt die Korrektur gerne an.

Diese Korrektur in der Dynamik ist ein besonderes Merkmal der Dorn-Methode; hierin unterscheidet sie sich grundlegend von der Chiropraktik (siehe Seite 73) und anderen Verfahren des Wirbelsäuleneinrichtens.

Nach der Behandlung ist eine aktive Mitarbeit des Patienten unbedingt erforderlich. Mithilfe geeigneter Übungen muss er seine Gelenke zuhause regelmäßig stabilisieren und die Muskeln stärken.

Gute Erfolgsaussichten

In der Dorn-Methode wird der Schmerz als Signal betrachtet, das unbedingt beachtet werden muss. Schmerz bedeutet: Vorsicht, hier ist ein Widerstand. Ab jetzt geht es nur mit heftigem Druck oder Gewalt weiter. Genau hier hört die Behandlung nach Dorn auf. Die Schmerzgrenze des Patienten ist zugleich die Grenze für den Therapeuten.

Das macht diese Methode weitgehend schmerzfrei. Trotzdem ist die Dorn-Methode äußerst erfolgreich. Schon die erste Behandlung kann akute Schmerzen lindern und Bewegungen fallen leichter. Nach drei bis vier Behandlungen verschwinden viele Beschwerden völlig. Allerdings hängt der Erfolg maßgeblich von der Mitarbeit des Patienten ab.

In schweren oder sehr hartnäckigen Fällen bzw. bei chronischen Schmerzen kann eine längere Behandlung erforderlich sein. Wirbelfehlstellungen oder -blockaden, die seit vielen Jahren bestehen, lassen sich nicht mit ein- oder zweimaligem Drücken dauerhaft korrigieren. Dazu bedarf es der Geduld und Mitarbeit von Patient und Therapeut. Doch die Mühe lohnt sich: Schwere Skoliosen bessern sich, Rundrücken werden flacher, die Haltung wird aufrechter, viele Leiden verringern sich und Schmerzen lassen nach.

Ganzheitlich und nachhaltig

Die Dorn-Methode betrachtet alle Gelenke, die gesamte Wirbelsäule sowie die Wechselwirkungen der Wirbel mit den Organen und der Psyche. Im Mittelpunkt steht der Mensch in seiner Gesamtheit. Das macht sie zu einer ganzheitlichen Methode.

Der Erfolg einer Dorn-Behandlung wirkt nachhaltig, denn der Therapeut beseitigt die Ursache des Leidens. Die Symptome und Beschwerden zeigen ihm lediglich den Weg. Natürlich lassen sich nicht alle Rückenbeschwerden auf verrutschte Wirbel oder subluxierte Gelenke zurückführen. In diesen Fällen können die Leiden mit der Dorn-Methode aber zumindest gelindert werden.

Von unten nach oben

Jede Behandlung beginnt mit den Beinen. Sie tragen das Becken und bilden gemeinsam die Basis für die Wirbelsäule und den Oberkörper. Selbst wenn beide Beine gleich lang sind, werden sie behandelt. Denn es könnte ja sein, dass sich die Subluxationen in den Gelenken so aufaddieren, dass die Beine rein zufällig gleich lang erscheinen.

Die Behandlung verläuft immer von unten nach oben. Sie beginnt am Sprunggelenk und geht über das Kniegelenk zum Hüftgelenk. Es folgen das Becken und das Kreuzbein. Auch die Wirbelsäule und der Hals werden Wirbel für Wirbel von unten nach oben abgetastet und korrigiert.

Die Basis: Beine und Becken

Die Dorn-Methode gilt vor allem als Therapie gegen Wirbelblockaden und Rückenprobleme. Doch die Behandlung beginnt tiefer, nämlich an der Basis – an den Beinen und am Becken.

Die Messung der Beinlängen

Am Anfang jeder Behandlung nach der Dorn-Methode steht die Messung der Beinlängen. Dazu legt sich der Patient entspannt in Rückenlage auf eine Liege. Die Schuhe behält er an. Das mag zunächst vielleicht etwas irritieren, aber es bringt wesentliche Vorteile: Therapeut und Patient sehen sofort an der Höhe der Absätze, ob unterschiedliche Beinlängen vorliegen. Die wenigsten Patienten kennen das Problem der Beinlängendifferenzen; viele sind vom Ergebnis völlig überrascht. Nun sehen Sie die unterschiedlich langen Beine an ihren Absätzen und arbeiten bei der Therapie bereitwillig mit. Außerdem erlaubt der Vergleich der Absatzhöhen ein millimetergenaues Messergebnis.

Zur Messung werden zwei Varianten angewandt: Für die erste Variante hebt der Therapeut die Beine um etwa 30 Grad hoch, mindestens jedoch 20 cm. Diese Höhe kommt der Position des stehenden Menschen am nächsten und entspricht unserer natürlichen Haltung. Nun vergleicht er die Lage der Schuhabsätze zueinander.

Man kann die Beine aber auch bis 45 Grad anheben. Dabei ist zu beachten, dass das Becken auf beiden Seiten vollständig auf der Unterlage aufliegt. Denn bei dieser Methode besteht die Gefahr, dass ein schmerzgeplagter Patient eine Seite seines Beckens unbemerkt mit in die Höhe hebt. Das wiederum führt in einer nicht unbeträchtlichen Anzahl von Fällen zu einem falschen Messergebnis. Ein Anheben der Beine bis 45 Grad ist ohnehin nur dann möglich, wenn der Patient nicht unter Schmerzen im Bereich der Lendenwirbelsäule leidet.

Mögliche Ergebnisse der Beinmessung:

1. Beide Absätze befinden sich auf gleicher Höhe, d.h. die Beine sind gleich lang:
   - dann sind entweder beide Beine verlängert
   - oder es ist kein Bein verlängert.
2. Ein Absatz ist höher als der andere:
   - Ist der linke Absatz höher als der rechte, ist das linke Bein verlängert.
   - Ist der rechte Absatz höher als der linke, ist das rechte Bein verlängert.

Die Korrektur der Gelenke

Nach der Messung erfolgt die Korrektur. Es muss auch korrigiert werden, wenn die Beine gleich lang sind, damit die Möglichkeit einer beidseitigen Beinverlängerung ausgeschlossen ist.

Zur Korrektur der Beinlängen gehört immer das Einrichten aller drei Beingelenke. Das Prinzip ist einfach und mit einer kurzen Anleitung kann jeder die Korrektur an sich selbst durchführen. Man fängt mit dem längeren Bein an und arbeitet sich von unten nach oben vor.

Die Gelenkkorrektur erfolgt mit einem einfachen Hebelgriff in drei Schritten: Das Gelenk wird um 90 Grad angewinkelt, von zwei Seiten gehalten und unter Druck und Gegendruck wieder in die natürliche Lage gestreckt. Ein leichter Druck reicht, denn wichtiger als die Kraft ist die richtige Position der Hände, die das Gelenk halten und zusammenschieben. Es muss eine Hebelwirkung entstehen. Auf diese Weise werden das obere Sprunggelenk, das Kniegelenk und das Hüftgelenk korrigiert. Genaue Anleitungen zur Selbstkorrektur finden Sie im Übungsteil ab Seite 119.

Wenn das Bein immer noch zu lang ist

In hartnäckigen Fällen lässt sich das Hüftgelenk nicht gleich korrigieren. Kristalline Ablagerungen können verhindern, dass der Gelenkkopf vollständig in die Hüftpfanne geschoben werden kann. Hier hilft die Hüftkorrektur mit einer Außendrehung. Das Hüftgelenk wird dazu im rechten Winkel ausgerichtet, das Bein wird nach außen fallen gelassen und erst jetzt mit dem Hebelgriff abgelegt.

Vorteilhaft ist dabei, dass die problematische Hüfte gleich zweimal korrigiert wird; einmal mit der Standardübung, ein zweites Mal mit der Außenrotation. Bei Patienten mit künstlichen Hüftgelenken darf diese Übung nicht durchgeführt werden.

In manchen Fällen liegt die Ursache behandlungsresistenter Beinlängendifferenzen in einer Skoliose oder geht auf eine Blockade im Iliosakralgelenk (Kreuzbein-Darmbein-Gelenk) zurück.

Das Becken: verdreht oder verwringt?

Der Beckengürtel ist zwar ein recht fester, stabiler Ring, doch er ist keineswegs starr. Die Kreuzbein-Darmbein-Gelenke (Iliosakralgelenke) verbinden das Kreuzbein auf beiden Seiten mit den Hüftbeinen, die wiederum auf der Vorderseite durch die Schambeinfuge in Verbindung stehen. Die beiden Gelenke und die knorpelige Fuge erlauben eine geringe Beweglichkeit. Das Becken kann sich verdrehen oder verwringen.

Wie kommt es zu einer Beckenverdrehung? Beim (falschen) Bücken weicht das Becken auf die gegenüber liegende Seite aus. Dabei kann es sich im Iliosakralgelenk verkanten. Bei Rechtshändern verdreht sich das Becken nach links hinten; bei Linkshändern nach rechts hinten. Das kommt daher, weil immer mit der bevorzugten Hand nach unten gegriffen und damit das Becken einseitig belastet wird.

Bei einer Verdrehung liegen die Beckenschaufeln nicht auf gleicher Höhe. Das lässt sich am hinteren Darmbein-Stachel ertasten. Möglich ist auch, dass eine Beckenschaufel mehr nach hinten rotiert, als die andere; dann ist das Becken einseitig nach hinten gekippt.

Die Korrektur der Beckenverdrehung erfolgt in der Bewegung. Der Patient pendelt mit dem gegenüberliegenden Bein; im Takt dazu übt der Therapeut mit der Hand Druck auf die Beckenschaufel aus.

Eine Beckenverwringung entsteht anders und wird auch etwas anders korrigiert. Bei der Verwringung steht die eine Seite des Beckens in ihrer korrekten Position. Die andere Seite ist leicht nach hinten oder – seltener – nach vorne rotiert. Das Becken ist also in sich leicht verdreht. Eine solche Rotation entwickelt sich bei einer unterentwickelten oder schwach ausgeprägten Hüft- und Gesäßmuskulatur und wird zusätzlich durch ein verlängertes Bein begünstigt.

Wenn das rechte Bein in Vorschreitstellung steht, kippt das Becken im Kreuzbein-Darmbein-Gelenk (Iliosakralgelenk) auf der rechten Seite leicht nach hinten; beim linken Bein auf der linken Seite. Ein blockiertes Becken verbleibt in dieser einseitig nach hinten gekippten Stellung. Das kann man tasten; der hintere rechte Darmbeinstachel ist leicht nach rechts hinten verdreht. Beim rückwärts Gehen kippt das Becken auf der jeweiligen Seite leicht nach vorne.

Das Becken wird wie oben beschrieben korrigiert. Allerdings pendelt das Bein, auf dessen Seite die Verwringung vorliegt. Ist die rechte Seite gekippt, dann pendelt das rechte Bein und umgekehrt.

Verschobenes Kreuzbein

Obwohl sie völlig anders gebaut sind als die anderen Wirbel, gehören Kreuz- und Steißbein eigentlich zur Wirbelsäule. Die Kreuzbeinwirbel sind zu einer massiven Knochenplatte verschmolzen, die als stabiles Dreieck im

Beckengürtel sitzt und zwischen der beweglichen Wirbelsäule und dem knöchernen Beckenring vermittelt.

Rechts und links ist das Kreuzbein über das Iliosakralgelenk mit dem Hüftbein verbunden. Auf der oberen Kante sitzt der fünfte Lendenwirbel; und an der unteren Spitze schließen sich die rudimentären Steißbeinwirbel an. So ist das Kreuzbein an allen vier Seiten gelenkig mit den Nachbarknochen verbunden. Dementsprechend gibt es viele Möglichkeiten für Fehlstellungen und die damit verbundenen Probleme. Denn die Position des Kreuzbeins beeinflusst entscheidend den weiteren Verlauf der Wirbelsäule. Nicht ohne Grund kommt ihm eine besondere Bedeutung zu.

Mit etwas Übung lässt sich das Kreuzbein gut abtasten. Seine obere Kante liegt zwischen den Grübchen; von ihnen ausgehend, findet man schnell die Knochenplatte. Asymmetrien, vorspringende knöcherne Strukturen und verhärtete Muskeln deuten auf Fehlstellungen.

Recht häufig liegt eine Blockierung des Kreuzbein-Darmbein-Gelenks (Iliosakralgelenks) vor. Bei einer ungünstigen Belastung, etwa bei einem Beckenschiefstand als Folge ungleich langer Beine, weicht das Kreuzbein aus und springt an einem der beiden Iliosakralgelenke nach innen oder außen. Die Spannungen lösen sich auf und die obere Kante des Kreuzbeins bildet wieder eine nahezu gerade Auflagefläche für die Lendenwirbel. Eine Seite des Kreuzbeins ist allerdings nach innen oder nach außen verschoben. Das Steißbein verändert seine Position hingegen nur selten.

Es gibt zwei Möglichkeiten zur Korrektur des Kreuzbeins:

1. Die Korrektur des Kreuzbeins erfolgt indirekt über die Beckenschaufel. Der Patient schwingt mit dem Bein, das der Störung gegenüber liegt, und der Therapeut drückt mit der Handfläche die nach hinten gerichtete Seite des Darmbeins nach vorne. Der Gegendruck kommt von der anderen Hand, die von vorne auf den Beckenkamm leicht nach hinten zieht.

2. Der Patient schwingt (pendelt) wieder mit dem der Störung gegenüber liegenden Bein. Dann wird das Kreuzbein mit dem Handballen oder der flachen Fläche der Faust sanft Richtung Bauchraum gedrückt.

Das tragende Element: die Wirbelsäule

Sobald die Beinlängen angeglichen und das Becken gerade gestellt sind, kommt die Wirbelsäule an die Reihe. Wie zuvor beginnt man mit der Behandlung unten an den Lendenwirbeln und tastet sich von dort aus nach oben vor.

Untersuchung der Wirbel

Wie stellt man Wirbelfehlstellungen fest? Größere Probleme der Wirbelsäule sieht auch ein Laie sofort: Schonhaltungen, Störungen beim Gehen, eingeschränkte Bewegungen, Hohlkreuz oder Rundrücken sind unschwer zu erkennen.

Die Fehlstellungen einzelner Wirbelkörper lassen sich tasten. Der Patient steht hüftbreit und leicht vorgebeugt und stützt sich mit den Händen an einem Tisch ab. Man beginnt am Übergang von Kreuzbein und Lendenwirbel und ertastet die Spitze des untersten Dornfortsatzes. Die Dornfortsätze können recht unterschiedlich ausgebildet sein; mal sind sie länger, mal kürzer, dicker oder dünner gewachsen. Hat man den Fortsatz gefunden, dann legt man an beiden Seiten einen Daumen an und drückt sie fest in den Körper hinein. Nun gleiten die Daumen langsam und jeweils auf gleicher Höhe die Wirbelsäule nach oben. Zwischen den Daumen ist jeder einzelne Dornfortsatz zu spüren. Je weicher die Rückenmuskulatur, desto besser geht es. Asymmetrien oder Unebenheiten deuten eine Fehlstellung an.

Fehlstellungen

Fehlstellungen können vielfältige Ursachen haben: Unfälle oder heftige Stöße, aber auch eine übermäßige oder einseitige Belastung, überdehnte Bänder oder eine unterschiedlich ausgeprägte Muskulatur. Bei Rechtshändern verschieben sich die Wirbel im unteren Bereich gerne nach links, im Brustbereich nach rechts. Das kommt vom vielen einseitigen Bücken.

> **Welche Fehlstellungen einzelner Wirbel gibt es?**
>
> - Der Wirbelkörper kann sich seitlich verschieben; dann steht der Dornfortsatz nach hinten, aber etwas neben der Reihe.
> - Beginnt der Dornfortsatz in der Mitte, seine Spitze zeigt aber leicht nach rechts oder links, dann hat sich der Wirbelkörper etwas um seine Achse verdreht.
> - Wenn der Dornfortsatz als deutlicher Höcker zu fühlen ist, kann es sein, dass er nach außen verrutscht ist, also zum Rücken hin.
> - Möglich, aber selten ist auch, dass der Wirbel ins Körperinnere verschoben ist. An dieser Stelle fühlt man ein kleines Loch in der Wirbelkette (so genannte Gleitwirbel).

Wirbelfehlstellungen müssen nicht schmerzen und auch keine direkten Beschwerden verursachen. Wenn sie aber schmerzen, dann kommt es zu Verhärtungen der Muskulatur, einer erhöhten Schmerzempfindlichkeit oder diffusen Rückenschmerzen. Manchmal können die verschobenen oder verdrehten Wirbel den Rückenmarksnerv reizen und so indirekt die Funktion der zugehörigen Organe beeinträchtigen (siehe auch Seite 111ff.).

Einrichten der Wirbel

Die Korrektur erfolgt grundsätzlich in der Bewegung und über den Dornfortsatz. Dabei steht der Patient mit einem Bein auf einem Buch oder Holzbrett. Bei Wirbelkorrekturen in der Lenden- oder der unteren Brustwirbelsäule pendelt der Patient mit dem gegenüberliegenden Bein. Er soll richtig kräftig aus der Hüfte heraus pendeln, sodass sich alle Muskeln und Wirbelkörper in diesem Bereich bewegen. Der Therapeut legt seinen Daumen im Winkel von 45 Grad an den Dornfortsatz und drückt drei- bis viermal kurz darauf. Nach und nach rutscht der Wirbel in seine korrekte Position zurück. Ab dem siebten Brustwirbel (Unterkante Schulterblatt) begibt sich der Patient für die Korrektur in eine sitzende Position.

Bei Korrekturen im oberen Brustwirbelbereich pendelt der Patient gegenläufig mit beiden Armen. Ein nach rechts verschobener oder verdrehter Wirbel wird nach links gedrückt und umgekehrt. Solange sich der Rücken richtig bewegt, kann bei der Korrektur nichts schief gehen.

Der obere Teil: Schultern, Arme, Kopf

Grundsätzlich kann jedes Gelenk subluxieren und mithilfe der Dorn-Methode wieder eingerichtet werden. Zu einer vollständigen Behandlung gehört deshalb immer auch die Korrektur der oberen Gliedmaßen.

Schultergelenk und Arme

Gelegentlich verdreht sich auch der Brustkorb und es ragt ein Schulterblatt oder ein Schlüsselbein etwas nach außen. Die Korrektur erfolgt im Prinzip wie beim Becken. Der Patient schwingt gegenläufig mit den Armen, der Therapeut drückt mit der einen flachen Hand auf das Schulterblatt und die andere Hand erzeugt Gegendruck im Bereich des Schlüsselbeins.

Schulter-, Ellenbogen- und Handgelenke sowie Fingergelenke lassen sich ebenso rasch und problemlos einrichten wie die Gelenke am Bein. Das Gelenk wird im rechten Winkel ausgerichtet und unter leichtem Druck zusammen geschoben. Es kommt auf die Hebelwirkung an.

Eine Selbstkorrektur ist sehr einfach durchzuführen; für die Korrektur des Schultergelenks benötigen Sie allerdings einen Partner (siehe Seite 133ff.).

Das Kiefergelenk

Auch das Kiefergelenk kann sich lockern oder gar ausrenken. Dann verlaufen die Bewegungen beim Schließen des Mundes ungleich und sprunghaft; meist ist ein gestörter Biss daran beteiligt.

Die Halswirbel

Selbst die Halswirbel lassen sich auf diese Weise gefahrlos einrichten; auch hier erfolgt die Korrektur im Sitzen. Allerdings sind die Dornfortsätze hier sehr klein und kaum tastbar; man sucht deshalb die Querfortsätze und arbeitet an ihnen. Wenn ein Querfortsatz höher steht als die anderen oder Asymmetrien aufweist, wird er mit sehr viel Gefühl wieder „in die Reihe zurück geschoben". Der Patient schüttelt dabei den Kopf mit kleinen Links-rechts-Drehungen.

Nach der Behandlung

Durch die Behandlung wird einiges im Körper verändert: Die Wirbel nehmen eine andere Position ein, die Muskelspannung erscheint zunächst fremd. Wie stark diese Irritationen sich auswirken, ist individuell sehr verschieden.

Nachwirkungen

Obwohl die Dorn-Methode sehr sanft wirkt und immer nur mit dem Körper, nie gegen ihn arbeitet, verlangt jede Korrektur auch eine Umstellung im Körper. Die Muskeln wurden gedrückt und müssen sich ebenso wie die Bänder der neuen Situation anpassen. Das kann einen Muskelkater auslösen, der im Einzelfall mehrere Tage anhält. Die Empfindlichkeit kann allgemein erhöht sein, Schmerzen können stärker empfunden werden.

Wenn die Beinlängen angeglichen wurden, kann das ein seltsames, fremdes Gefühl auslösen. Der Körper ist irritiert, stellt sich aber rasch um.

Das Verhalten danach

- Grundsätzlich sollte der Patient seine vom Therapeuten aufgetragenen Übungen durchführen. Ein leichtes Unwohlsein und Muskelkater sind dafür kein Hindernis. Wenn sich der Patient wirklich sehr schlecht fühlt, sollte er allerdings Rücksprache mit dem Therapeuten halten.
- Unmittelbar nach Gelenkskorrekturen dürfen auf keinen Fall Dehnübungen gemacht werden. Man zieht sich sonst die Gelenke sofort wieder heraus.
- Größere Anstrengungen sollten zunächst vermieden werden.
- Ganz wichtig ist das Trinken. In den ersten drei Tagen nach der Behandlung sollten Sie täglich zwei bis drei Liter Wasser trinken. Kaffee, Alkohol und schwarzer Tee entwässern den Körper und sind zur Deckung des Flüssigkeitsbedarfs nicht geeignet. Wenn Sie drei Tassen Kaffee trinken, müssen Sie einen halben Liter Wasser zu sich nehmen, um den Flüssigkeitsverlust auszugleichen. Früchtetees übersäuern den Körper und sind deshalb ebenfalls nicht zu empfehlen. Entscheidend ist einzig die aufgenommene Menge an kohlensäurefreiem Wasser.

Teil- und Kurzbehandlungen

Der Therapeut sollte immer die komplette Wirbelsäule untersuchen. Nur dann kann er wirklich alle Fehlstellungen und Blockaden aufspüren und dem Patienten entsprechende Hinweise geben. Teil- oder Kurzbehandlungen kommen nur infrage, wenn der Patient aufgrund seiner Beschwerden mit einer Gesamtbehandlung überfordert wäre oder er vorerst nur eine Teilbehandlung wünscht.

Selbstübungen

Die Behandlung nach Dorn ist mit der Sitzung beim Therapeuten keineswegs abgeschlossen. Denn im Anschluss an die Korrekturen ist der Patient gefordert. Sein Verhalten in den Tagen und Wochen danach entscheidet maßgeblich über den Erfolg der Therapie.

Unverzichtbar: Hausaufgaben

Hausaufgaben erinnern an die Schule. Doch so lästig sie damals auch waren, sie hatten einen Sinn: Hausaufgaben dienten der Übung. Übung macht das Fremde vertraut und schließlich wird es zur Routine. Die Hausaufgaben im Rahmen der Dorn-Behandlung dienen dem gleichen Zweck: Die korrekte, aber fremde Position wird vertraut und mit der Zeit zur Selbstverständlichkeit.

Bewegen statt bewegen lassen

Viele (Wirbelsäulen-)Therapien sind passiv. Der Arzt, Therapeut, Masseur oder Krankengymnast bewegt das Gelenk und der Patient lässt es mit sich geschehen. Bei der Dorn-Methode arbeitet der Patient hingegen mit. Seine Hilfe ist bereits während der Korrektur nötig, später muss er täglich als „Hausaufgaben" gewisse Übungen absolvieren.

Aktive Mitarbeit bei der Dorn-Therapie

- Mitarbeit während der Behandlung: Die Korrektur der Gelenke erfolgt dynamisch, das heißt, der Patient bringt seine Muskulatur in Bewegung. Je nachdem, welche Wirbel korrigiert werden, schwingt er mit dem Bein, pendelt die Arme oder bewegt den Kopf hin und her.

- Mitarbeit nach der Behandlung: Hausaufgaben und Übungen sind ein wesentliches Element der Dorn-Methode. Sie dienen dazu, das Gelenk an seinem richtigen Platz in der Gelenkpfanne zu positionieren.

Der Therapeut korrigiert Fehlstellungen und Blockaden und schafft so die Voraussetzungen für eine Heilung. Dann aber ist die aktive Mithilfe des Patienten gefordert. Um wirklich gesund zu werden, muss er sich nach den Vorgaben seines Therapeuten bewegen und seine Übungen durchführen. Erst diese Bewegungsübungen führen zur tatsächlichen Heilung.

Damit übernimmt der Patient selbst Verantwortung für seine Gesundheit. Denn aktiv sein heißt weniger oft krank sein. Menschen, die sich viel und gerne bewegen, leiden seltener unter Rückenschmerzen.

Folgende Übungen bieten sich an:
- Übungen nach Anweisung des Therapeuten
- Selbstkorrektur der Gelenke nach der Dorn-Methode
- Bestimmte Dehn- und Lockerungsübungen für Muskulatur und Bänder
- Kräftigungsübungen

Übungen nach Anweisung des Therapeuten

Ein guter Therapeut gibt seinen Patienten Hausaufgaben mit; sie gehören einfach dazu und der Patient sollte die Anweisungen seines Therapeuten genau befolgen. Die Übungen werden individuell an das jeweilige Beschwerdebild angepasst. Sie dienen dazu, die neue Ausgangslage der Gelenke zu stabilisieren.

Jede Fehlstellung eines Gelenks führt zu Veränderungen der Muskelspannung. Der eine Muskel verhärtet unter der Dauerbelastung, sein Gegenspieler baut ab. Diese unterentwickelte Muskulatur muss ebenso wie die zugehörigen Bänder und Sehnen trainiert werden. Ohne diese Übungen rutscht das korrigierte Gelenk rasch wieder heraus.

Hausaufgaben und Übungen müssen mindestens vier, besser sechs Wochen lang regelmäßig und gewissenhaft durchgeführt werden.

Vorsicht: falsche Bewegungsmuster

Unerlässlich ist es, grundsätzliche Bewegungsmuster zu überprüfen. Ungünstige oder einseitige Bewegungen und Fehlhaltungen begünstigen erheblich eine Fehlstellung der Gelenke. Es geschieht sehr häufig, dass Muskeln einseitig belastet, Bänder überdehnt, Zwischenscheiben gequetscht und die Gelenkenden auseinander gezogen werden. Nur wenn diese falschen Bewegungsmuster erkannt und korrigiert werden, ist die Heilung von Dauer.

Als sehr sinnvoll hat sich in diesem Zusammenhang die Erhebung einer Arbeitsplatz-Anamnese erwiesen. Dabei wird u.a. festgestellt, wie ergonomisch Ihr Arbeitsplatz ist, wie lange Sie telefonieren und wie oft Sie die Arbeit durch Bewegung unterbrechen. Durch entsprechende Korrekturen (siehe auch Seite 167) können Sie Ihren Rücken deutlich entlasten.

Häufige falsche Bewegungsmuster

Bewegungsmuster	falsch	richtig
Kopfhaltung	schräge oder schiefe Kopfhaltung am PC, beim Fernsehen oder beim Lesen im Bett	Monitor und Tastatur so zueinander ausrichten, dass der Kopf gerade gehalten wird; Kopf nicht mit der Hand aufstützen
berufsbedingt gebeugte Körperhaltung, etwa Zahnärzte, Friseure, Gärtner	Brustwirbelsäule beugen, Schultern nach vorne nehmen	mit gerader Wirbelsäule nach vorne beugen

Aufstehen vom Liegen	sich ruckartig aus der Rückenlage in die Sitzposition heben	noch im Bett ausgiebig die Glieder recken und strecken, in die Seitenlage drehen, mit Unterstützung der Arme aufsetzen, gleichzeitig die Beine auf den Boden stellen, tief einatmen, aufstehen (vgl. Seite 159ff.)
Ein- und Aussteigen ins Auto	schnelles Ein- und Aussteigen mit gespreizten Beinen	mit geschlossenen Beinen auf den Autositz setzen und dann erst die Beine gleichzeitig hineinheben (vgl. Seite 161ff.)
Sitzhaltung	krummes Sitzen, übereinander geschlagene Beine, Beine um die Stuhlbeine wickeln, Sitzen im Hohlkreuz	aufrecht sitzen
Bücken	Rechtshänder bücken sich häufig zur rechten Seite hin, Linkshänder entsprechend zur linken	zum Bücken in die Hocke gehen
Rechts- bzw. Linkslastigkeit	einseitige Belastung durch vorwiegenden Gebrauch der rechten bzw. der linken Hand	Rechtshänder sollten öfter die linke Hand benutzen, Linkshänder die rechte

Hilfreich: Selbstkorrektur der Gelenke

Die Dorn-Methode kennt bestimmte Übungen, die sowohl unter Anleitung des Therapeuten als Hausaufgaben mitgegeben werden, als auch in Eigenregie durchgeführt werden können. Sie eignen sich ideal zur Vorbeugung und zur Selbsthilfe bei leichteren Beschwerden.

Grundsätzlich sind die Übungen angezeigt, wenn das Gelenk besonders beansprucht wurde. Das ist immer der Fall nach Dehnübungen, nach Stürzen, Schlägen oder heftigen Stößen, längerem Sitzen und wenn das Gelenk um mehr als 90 Grad gebeugt wurde. Auch bei Verspannungen sowie bei Schmerzen erweisen sie sich als hilfreich.

Die Übungen können jederzeit durchgeführt werden. Manchmal muss die Korrektur sofort erfolgen, etwa nach Dehnübungen. Abends vor dem Schlafen gehen bringen die Übungen noch einen weiteren Vorteil: Der Körper nutzt die Ruhephase, um Bänder, Sehnen und Muskeln an die korrigierte Position anzupassen.

Alle Gelenke, die subluxieren können, lassen sich auch wieder einrichten. Die Korrektur erfolgt immer nach dem gleichen Prinzip: Das Gelenk wird in die 90 Grad-Stellung gebracht und mit leichtem Druck und Gegendruck wieder gerade gerichtet. Die genauen Anleitungen finden Sie ab Seite 121.

Selbstkorrektur der Beine und Hüfte

- Um Beinlängendifferenzen vorzubeugen, sollten Sie in regelmäßigen Abständen alle Beingelenke korrigieren.
- Bei der Sprunggelenkskorrektur übt das Körpergewicht den nötigen Druck aus. Eine Korrektur ist immer nötig, wenn der Fuß umgeknickt ist.
- Das Kniegelenk leidet häufig beim Sport. Danach, aber auch immer, wenn es längere Zeit oder unter Belastung über 90 Grad gebeugt wurde bzw. wenn bereits Kniebeschwerden vorliegen, empfiehlt sich eine Korrektur.
- Das Hüftgelenk sollte regelmäßig eingerichtet werden, eventuell sogar täglich. Immer jedoch nach längerem Sitzen oder Autofahren, wenn eine falsche Sitzhaltung eingenommen wurde und wenn sich das Gelenk in irgendeiner Form bemerkbar macht. Die Korrektur kann

im Liegen und im Stehen durchgeführt werden. Im Stehen sollten Sie nur unterwegs oder am Arbeitsplatz korrigieren, denn die Korrektur im Liegen wirkt besser, vor allem wenn sie abends vor dem Schlafen gehen erfolgt (siehe auch Seite 123ff.).

Selbstkorrektur von Armen, Schultern und Kopf

- Die Fingergelenke und das Daumengrundgelenk lassen sich nach jeder einseitigen oder ungewöhnlichen Belastung auf sehr einfache Weise wieder einrichten (siehe Seite 133f.).
- Eine Korrektur des Hand- und Ellenbogengelenks sollte ebenfalls rasch erfolgen, wenn die Gelenke einseitig belastet wurden. Das ist bei Rechtshändern regelmäßig der rechte Arm und die rechte Hand, bei Linkshändern entsprechend der linke Arm und die linke Hand (siehe Seite 134ff.).
- Wenn Sie häufig unter Verspannungen in der Schulterregion leiden, kann die Korrektur dieser Partie hilfreich sein. Für diese Übung benötigen Sie einen Partner (siehe Seite 137f.).
- Kiefer: Das Kiefergelenk lässt sich bei Verspannungen rasch korrigieren (siehe Seite 140f.).

Selbstkorrektur der Wirbelsäule

- Die Wirbelkörper lassen sich nicht durch eine Selbstkorrektur einrichten, aber man kann leichte Mobilisationsübungen durchführen und mit gezielten Übungen die Rückenmuskulatur stärken.
- Übungen zur Kräftigung der Muskulatur helfen insbesondere dem Iliosakralgelenk (siehe auch Seite 128ff.).
- Einfach und wohltuend ist die Selbstkorrektur der Halswirbelsäule. Diese Übung hilft auch bei Verspannungen (siehe auch Seite 142f.).

Umstritten: dehnen und stretchen

Dehn- und Stretchübungen sind weit verbreitet und gehören zu jedem Trainingsprogramm. Dennoch ist das Thema Dehnen unter den Anhängern der Dorn-Methode heftig umstritten.

Denn alle Dehn- und Stretchübungen können grundsätzlich zu einer Überdehnung der Bänder führen. Diese wiederum lockert das Gelenk und fördert eine Subluxation. Einige Dehnübungen belasten erheblich die Knie- und Hüftgelenke. Es entstehen Zugkräfte, die Fehlstellungen geradezu provozieren. Beim Dehnen besteht außerdem die Gefahr, dass sich die Gelenke verkanten und nicht wieder in die richtige Position zurückfinden.

Andererseits sollte man das Dehnen nicht grundsätzlich verteufeln, denn Dehnen und Kräftigen gehören zusammen. Gelenkfehlstellungen bewirken nämlich eine unterschiedliche Beanspruchung von Muskeln, die als Gegenspieler zusammenwirken. Der eine Muskel verhärtet sich, der andere baut ab. Diese Ungleichmäßigkeiten wiederum begünstigen weitere Fehlstellungen. Geeignete Dehnübungen helfen dem verhärteten und verkürzten Muskel, Kräftigungsübungen stärken den schwachen Muskel. Erst beide Techniken zusammen – Dehnen und Kräftigen – ermöglichen ein gut aufeinander abgestimmtes Zusammenspiel der Muskulatur.

Nach der Behandlung: dehnen verboten

Unmittelbar nach einer Behandlung mit der Dorn-Methode ist Dehnen grundsätzlich verboten. Die korrigierten Gelenke reagieren noch empfindlich auf eine Zugbelastung; die neue Position hat sich noch nicht stabilisiert. Wer in dieser Phase dehnt, zieht sich die Gelenke selbst wieder heraus.

Dehnen ist auch ungünstig bei verletzter oder gerade geheilter Muskulatur, bei einem Muskelkater und wenn ein Gelenk zu Subluxationen neigt, etwa bei einem hypermobilen Gelenk.

Wann dehnen sinnvoll ist

In vielen Fällen ist Dehnen nicht nur erlaubt, sondern sogar erwünscht. Die Gelenke, Muskeln, Sehnen und Bänder bilden eine funktionelle Einheit, die nur so gut arbeitet wie ihr schwächstes Glied. Verkürzte Muskeln beeinträchtigen die Beweglichkeit des Gelenks, selbst wenn es optimal eingerichtet ist. Außerdem können sie Schmerzen verursachen und erhöhen die Verletzungsgefahr. Geeignete Dehnübungen trainieren die verhärtete Muskulatur.

Im Rahmen der Dorn-Methode tragen Dehnübungen dazu bei, dass das Gelenk in seiner korrigierten, richtigen Position stabilisiert wird.

Nach jeder Dehnübung müssen alle Gelenke wieder eingerichtet werden. Es besteht sonst die Gefahr einer Subluxation.

Dehnübung für	wirkt auf
hintere Unterschenkelmuskulatur	Sprunggelenk
Hüftbeuger, Kniestrecker	Kniegelenk
Hüftbeuger, Hüftmuskulatur	Hüftgelenk
Rückenmuskulatur	Lendenwirbelsäule
seitliche Hals- und Nackenmuskulatur	Halswirbelsäule
Unterarm-Beuger	Ellenbogengelenk

In einigen Fällen tragen Dehnübungen zu einer Schmerzlinderung bei. So bringt eine sanfte Dehnung der Hüftbeuger Erleichterung bei Hüftgelenksarthrosen.

Falsche Dehnübungen

Manche Dehnübungen sollten Sie ganz aus Ihrem Trainingsprogramm streichen, da bei ihrer Durchführung starke Zug- und Hebelkräfte auf ein Gelenk wirken. Dabei besteht die Gefahr, dass ein Gelenk ausgehebelt oder herausgezogen wird.

Die folgenden zwei Übungen sind gute Beispiele für die weit verbreiteten falschen Dehnübungen:

- Im Liegen wird der Oberschenkel in Richtung Brust gezogen. Das dehnt zwar die Rückenmuskulatur, die hintere Oberschenkelmuskulatur und den Hüftbeuger, aber die Übung belastet sehr das Hüftgelenk.
- Ein Knie wird stark angewinkelt und die Wade wird dabei an den hinteren Oberschenkel herangezogen. Die Übung dehnt Hüftbeuger und Kniestrecker, hebelt aber das Kniegelenk aus seiner korrekten Position heraus.

Welche Dehnübungen geeignet sind und welche Sie besser vermeiden sollten, erfahren Sie im Übungsteil ab Seite 168ff.

Stabilisiert den Heilerfolg: Krafttraining

Eine schwache Muskulatur ist mit die häufigste Ursache für Rückenschmerzen und begünstigt zudem die Subluxation der Gelenke. Deshalb sollten Sie begleitend zur Dorn-Methode unbedingt ein Kräftigungsprogramm (siehe Praxisteil ab Seite 128) durchführen. Es stabilisiert den Heilerfolg und wirkt sich insgesamt äußerst positiv auf den Körper aus.

Anpassungsfähige Muskulatur

Die Muskulatur reagiert auf unterschiedliche Belastungen sehr verschieden. Bei starker Beanspruchung werden die entsprechenden Muskelgruppen rasch fester und kräftiger und können sogar an Umfang zunehmen. Umgekehrt baut die Muskulatur sehr schnell ab, wenn sie nichts zu tun hat. Die Muskulatur verändert sich auch bei einseitiger Belastung und lang anhaltenden Fehlhaltungen. Sie passt sich flexibel den jeweiligen Anforderungen an.

Gelenksubluxationen und Wirbelfehlstellungen gehen deshalb fast immer mit einer veränderten Muskulatur einher. Verhärtete Muskeln schmerzen, geschwächte und abgebaute Muskeln können die Gelenke nicht in ihrer Position halten. Deshalb muss auf eine Behandlung nach der Dorn-Methode ein Programm zur Kräftigung der Muskulatur folgen.

Rücken- und Bauchmuskulatur

Die Rumpfmuskulatur hält den Menschen aufrecht (siehe auch Seite 27). Rücken- und Bauchmuskeln arbeiten teils zusammen, teils als Gegenspieler. Dabei übernimmt die tiefe Rückenmuskulatur den größten Anteil der Haltefunktion. Ihre kurzen, mittellangen und langen Muskelzüge verspannen die Wirbelkörper und -fortsätze auf vielfältige Weise untereinander. Als Gegenspieler der tiefen Rückenmuskulatur fungiert die Bauchmuskulatur. Auch sie übernimmt wichtige Stütz- und Haltefunktionen, vor allem für die Lendenwirbelsäule. Außerdem entlastet sie über die so genannte Bauchpresse die Bandscheiben und beeinflusst die Haltung. Eine schwache Bauchmuskulatur begünstigt ein Hohlkreuz.

Disharmonien in der Muskulatur, Verhärtungen oder erschlaffte Muskelzüge bringen das gesamte System durcheinander. Die Wirbelkörper verlieren an Halt und lassen sich leicht aus ihrer Position ziehen.

Muskelschlingen und Hüftgelenk

Die gesamte Muskulatur bildet funktionelle Einheiten, die so genannten Muskelschlingen. Besonders markant ist eine Muskelschlinge, die sich von der Sohle bis fast zum Scheitel zieht und nahezu alle Gelenke umfasst. Sie beginnt an der Fußsohle, zieht sich die Waden hoch, verläuft über das Kniegelenk und den vorderen Oberschenkel nach oben und über das Hüftgelenk, das Gesäß, den Rückenstrecker und die Schultern zum Hals.

Es versteht sich von selbst, dass bei einer Fehlstellung eines der beteiligten Gelenke die Muskelstruktur weiter oben und unten in Mitleidenschaft gezogen wird. Eine Fehlstellung des Fußes wirkt sich ebenfalls negativ auf die gesamte Körperstatik aus.

Das Hüftgelenk sitzt ungefähr in der Mitte dieser Muskelschlinge. An ihm setzen Oberschenkel-, Gesäß- und Rückenmuskulatur an. Das zeigt wiederum, wie extrem wichtig ein Krafttraining für diese Muskelgruppen ist.

Die schwache Muskulatur stärken

Um die Erfolge der Dorn-Methode zu stabilisieren, sind Übungen zur Kräftigung der Muskulatur unerlässlich. Das gilt für die Muskeln, die direkt am Gelenk ansetzen ebenso wie für ihre Gegenspieler. Starke Rückenmuskeln sind gut, aber erst im Zusammenspiel mit einer starken Bauchmuskulatur stützen sie optimal die Wirbelsäule. Die Gesäßmuskeln sind allgemein schwach ausgeprägt, oft sogar unterentwickelt.

Über die Muskelschlinge kräftigt die funktionelle Kniebeuge (siehe Seite 147) sowohl die Muskulatur der Oberschenkel als auch die des Hüftgelenks. So hält diese Übung das Hüftgelenk in seiner korrekten Position.

Ein Muskeltraining ist erst sinnvoll, nachdem die Gelenke und Wirbel korrekt eingerichtet sind.

Dorn-Methode, Dehnübungen und Krafttraining im Vergleich		
Übung	**Vorgehen**	**Ziel**
Dorn-Methode	Fehlstellungen der Wirbel und Gelenke werden korrigiert.	Die Gelenke befinden sich in ihrer richtigen Position.
Dehnübungen	Verkürzte Muskeln werden gedehnt, Bänder gelockert.	Das Gelenk erhält seine volle Beweglichkeit zurück.
Krafttraining	Geschwächte Muskeln werden wieder aufgebaut.	Die Muskeln können das Gelenk in seiner Position halten.

Jeder Patient muss ausprobieren, was ihm persönlich gut tut, was ihm hilft und – nicht zu vergessen – was ihm auch Spaß macht. Wichtig ist dabei, langsam anzufangen und die Dosierung nach und nach zu steigern.

Die Dorn-Methode und andere Rücken- und Gelenkstherapien im Vergleich

Die Dorn-Methode konkurriert mit weit verbreiteten, oft sehr viel älteren Therapien aus der Schulmedizin und der alternativen Heilkunde. Zum Teil überschneiden sich einzelne Elemente, zum Teil liegt ihnen ein völlig entgegengesetzter Gedanke zugrunde.

Orthopädie

Innerhalb der klassischen Medizin sind die Orthopäden für den Stütz- und Bewegungsapparat zuständig, das heißt für Knochen, Gelenke und Muskeln. Sie verarzten Knochenbrüche, operieren Bandscheiben, ersetzen zerstörte Gelenke durch künstliche Ersatzteile, verschreiben Massagen, Krankengymnastik und Schuheinlagen.

Der Name „Orthopädie" entstand vor rund 360 Jahren. Der Pariser Kinderarzt Nicolas Andry setzte das Wort aus zwei griechischen Wörtern zusammen, nämlich „orthos" = gerade und „paidon" = das Kind, und meinte damit „Kinder gerade machen". Verkrüppelte Kinder waren über Jahrhunderte hinweg keine Seltenheit und man versuchte sie durch allerlei Apparate gerade zu richten.

In der orthopädischen Praxis von heute spielen die Folgen unserer Lebensweise die größte Rolle. Die Patienten kommen wegen Rückenschmerzen, Überlastungserscheinungen oder Verschleißprozessen an den Gelenken. Diagnose und Therapie erfolgen nach den Vorgaben der Schulmedizin. Dabei arbeiten die Orthopäden eng mit Physiotherapeuten zusammen. Massagen wirken auf

Muskeln und Gewebe und lockern Verspannungen; physikalische Reize wie Wärme (z.B. Fangopackungen) fordern den Körper zu Reaktionen heraus, die den Heilungsprozess unterstützen; die Krankengymnastik versucht mit gezielten Übungen die freie und schmerzlose Beweglichkeit wieder herzustellen.

Von Orthopäden wird die Dorn-Methode nur sehr zögerlich angenommen: Manchem Schulmediziner ist es einfach suspekt, wie eine so einfache Methode so erfolgreich sein kann.

Rückenschule

Dass sich viele Leiden durch entsprechende Vorsorgemaßnahmen vermeiden ließen, war die Erkenntnis, die zur Entwicklung der Rückenschule führte. Hier lernen Gesunde und Kranke unter der Anleitung erfahrener Krankengymnasten und Sportlehrer ganz bewusst mit ihrem Rücken umzugehen. Welche Bewegungen und Verhaltensweisen schaden dem Rücken, welche schonen ihn? Richtiges Sitzen, Stehen, Heben, Bücken und Tragen, sogar das rückenfreundliche Aufstehen aus dem Bett wird gezeigt und eingeübt. Gezieltes Rückentraining wechselt ab mit Entspannung und Verhaltenstraining. Ziel ist es zum einen, Rückenschmerzen vorzubeugen, zum anderen, den Teilnehmer in die Lage zu versetzen, die Verantwortung für seine (Rücken-)Gesundheit selbst zu übernehmen.

Rückenfreundliche Sportarten: Gehen/Walken, Wandern, Rad fahren, Kraul- und Rückenschwimmen, Skilanglauf

Manuelle Therapie

Der Begriff Manuelle Therapie wird in unterschiedlichen Bedeutungen gebraucht. Einige Experten setzen Manuelle Medizin gleich mit Chiropraktik; andere verstehen darunter sowohl Chiropraktik als auch Osteopathie oder sogar eine ganz eigene Methode.

Gemeinsam ist ihnen allen, dass mithilfe der Hände (lateinisch: manus = Hand) Funktionsstörungen am Bewegungsapparat diagnostiziert und therapiert werden sollen.

Chiropraktik

Die moderne Chiropraktik wurde Ende des letzten Jahrhunderts in den Vereinigten Staaten von David Palmer entwickelt und gilt als eine von der Schulmedizin anerkannte Methode. Der Name leitet sich ab vom griechischen „cheir" = Hand und „prattein" = handeln, tätig sein.

Die Chiropraktik und die Dorn-Methode haben einige Gemeinsamkeiten. Bei beiden Therapien tastet der Behandler Gelenke und Wirbel nach Fehlstellungen und Blockierungen ab und behebt diese Funktionsstörungen mit speziellen Handgriffen. Beide Methoden gehen davon aus, dass Wirbelverschiebungen, Subluxationen und Blockierungen der Gelenke die verschiedensten Krankheiten auslösen können. Es sind Methoden, die nur wenig Zeit erfordern und zu einem schnellen Erfolg führen. Doch damit enden auch die Gemeinsamkeiten.

Der Chiropraktiker bringt das blockierte Gelenk in eine bestimmte Stellung. Dann bewegt er es mit einem Ruck leicht über seinen gegenwärtigen Bewegungsspielraum hinaus. Die Muskulatur wird überrumpelt und kann das Gelenk nicht in seiner gegenwärtigen Position festhalten. Das Gelenk gewinnt – oft mit einem deutlich hörbaren Knacken – seine ursprüngliche Freiheit zurück. Die Blockade ist behoben, die dadurch verursachten Schmerzen und Symptome verschwinden.

Die Dorn-Methode arbeitet dagegen mit der Muskulatur. Ihr natürlicher Widerstand wird nicht durch einen Überraschungseffekt überwunden, sondern die Muskulatur wird durch das Beinpendeln bzw. Armeschwingen abgelenkt. Das Einrichten der Wirbel und Gelenke erfolgt auf sanfte Weise in der Bewegung.

Während die Dorn-Methode auch von geschulten Laien praktiziert werden kann, gehört die Chiropraktik unbedingt in die Hände gründlich ausgebildeter, erfahrener Therapeuten, denn sie ist nicht ganz ungefährlich. Durch die ruckartigen Bewegungen können Bänder überdehnt und die Stabilität des Gelenks beeinträchtigt werden. Im Bereich der Wirbelsäule besteht die Gefahr, dass bei unsachgemäßer Ausführung Nerven eingeklemmt werden, was im Extremfall zu Lähmungen führen kann.

Chiropraktik und Dorn-Methode im Vergleich

	Chiropraktik	**Dorn-Methode**
Angriffsort	Wirbelsäule, Gelenke	Wirbelsäule, Gelenke
Merkmal	ruckartig, schnell	sanft, gefühlvoll
Gelenkskorrektur	in der Ruhestellung	in der Bewegung
Muskulatur	wird überrascht	wird abgelenkt
Wiederholung	nur einige Male möglich	unbegrenzt oft wiederholbar
Patient	bleibt passiv	arbeitet aktiv mit
Gegenanzeigen	zahlreiche Einschränkungen	nur wenige Einschränkungen
Nebenwirkungen	hohes Risiko	fast kein Risiko
Ausbildung	langwierig	kurz
Vorkenntnisse	gründliche Kenntnisse nötig	nur geringe Kenntnisse nötig
Alter der Methode	rund 100 Jahre	etwa 30 Jahre

Tabelle in Anlehnung an Koch/Steinhauser: Die Dorn-Therapie, S. 31

Osteopathie

Die Osteopathie entstand zeitgleich mit der Chiropraktik und ebenfalls in den Vereinigten Staaten. Ihr Begründer,

der Arzt Andrew Still, ging davon aus, dass geringe Veränderungen in der Struktur der Wirbelsäule Schäden an Nerven und Gefäßen verursachen. Diese wiederum beeinträchtigen die Versorgung der inneren Organe und führen zu vielfältigen Erkrankungen. Die Symptome können auch weit entfernt vom Ort der Ursache auftreten.

Innerhalb der Osteopathie unterscheidet man drei Teilgebiete:

- Die *strukturelle Osteopathie* erinnert in weiten Teilen an die Chiropraktik. Der Therapeut löst mithilfe manueller Techniken Blockaden auf, er korrigiert die Gelenke und mobilisiert die Muskulatur.
- Die *cranio-sacrale Osteopathie* nimmt an, dass innerhalb des Schädels feinste Bewegungen stattfinden, die sich als rhythmischer Impuls im ganzen Körper fortpflanzen.
- Die *viscerale Osteopathie* beurteilt und therapiert die Beweglichkeit und den Eigenrhythmus der inneren Organe.

Die Osteopathie kennt zahlreiche, sehr verschiedene Techniken und Handgriffe: Mit so genannten Weichteiltechniken werden Muskeln und Sehnen gedehnt und Verspannungen beseitigt. Aktive und passive Mobilisationstechniken erfolgen entweder an der verhärteten Muskulatur oder direkt am Gelenk. Das Gelenk wird behutsam, rhythmisch und mit vielen Wiederholungen bewegt, bis sein Spielraum merklich größer geworden ist. Mithilfe der Manipulationstechniken wird das Gelenk ruckartig eingerichtet und mobilisiert. Hier gibt es weitreichende Überschneidungen mit der Chiropraktik.

Die osteopathischen Techniken nutzen die an den Gelenken wirkenden Zug- und Hebelkräfte aus. Traktion, das heißt ein Ziehen der Gelenke, und Entspannung wechseln ab. Im Vergleich zur Dorn-Methode enthält diese Behandlungsform auch Drehbewegungen. Nach Dorn werden die Gelenke unter sanftem Druck zusammengeschoben. Der Dorn-Therapeut zieht nicht, er schiebt; es gibt keine Traktion, sondern eine Kontraktion.

Sinnvolle Ergänzungen

Die Dorn-Methode ist eine in sich stimmige Heilmethode, die für sich allein angewendet werden kann. Allerdings gibt es bewährte Therapien, die eine Heilung wirkungsvoll unterstützen und begleiten können.

Breuß-Massage

Nahezu alle Therapeuten kombinieren die Dorn-Methode mit der Breuß-Massage. Diese besonders sanfte und wohltuende Behandlung von Wirbelsäule und Bandscheiben hat sich zur Vorbereitung für eine Behandlung nach Dorn bestens bewährt. Die Muskulatur entspannt sich und wird weich, eventuell vorhandene Schmerzen lassen nach, der Patient wird bereit für die nachfolgende Therapie.

Je nach Wunsch des Patienten kann die Breuß-Massage auch am Schluss einer Dorn-Behandlung stehen. Falls eine Dorn-Behandlung wegen starker Schmerzen nicht möglich ist, kann die Massage die Zeit zwischen zwei Behandlungen überbrücken.

Ein wesentliches Element der Breuß-Massage ist das Johanniskrautöl. Der österreichische Volksmediziner und Naturheilkundige Rudolf Breuß (1899–1990) war davon überzeugt, dass Johanniskrautöl aufgrund seiner besonderen Struktur über die Haut in die Bandscheiben vordringt. Dort soll es die Bandscheiben ernähren und deren Regeneration einleiten. Unabhängig davon, ob das Öl tatsächlich so weit eindringt oder nicht, tut der Wirbelsäule diese Behandlung außerordentlich gut.

Die Massage erfolgt in mehreren Schritten, die aufeinander aufbauen.

Die Breuß-Massage

Der Patient liegt in Bauchlage; er sollte eine bequeme, entspannte und schmerzfreie Position einnehmen. Zur Massage wird Johanniskrautöl auf Olivenölbasis verwendet.

Behandlungsschritt	Durchführung
Schmerzprobe	Um die Schmerzempfindlichkeit zu testen, werden die Wirbel abgetastet.
Strecken der Lendenwirbelsäule und des Kreuzbeins	Der Therapeut reibt drei bis vier Tropfen Johanniskrautöl auf die Lendenwirbelsäule und das Kreuzbein ein. Mehr Öl sollte auf keinen Fall verwendet werden, da sonst die Gefahr des Abgleitens besteht. Die rechte Hand liegt quer über der Wirbelsäule in Höhe des ersten Lendenwirbelkörpers, die linke Hand liegt über Kreuz auf der rechten. Nun wird mit Zug ca. 8–10-mal über die Lendenwirbelsäule und Kreuzbein ausgestrichen. Dabei sollte ein ruckartiges Abstreifen vermieden werden. Variation: Hier zeigen die Finger der rechten Hand in Richtung der Füße des Patienten, die linke Hand kommt über Kreuz auf der rechten Hand zu liegen. Es folgen Ausstreichungen bis über das Gesäß, dabei wird mit dem Zeige- und Mittelfinger links und rechts der Analfalte kräftig, aber nicht ruckartig abgestreift.
Strecken der gesamten Wirbelsäule mit dem Handkantengriff	Ansatzpunkt ist in Höhe des 7. Brustwirbelkörpers (ca. Unterkante Schulterblatt). Der Behandler legt die Handkanten auf und streckt dann ca. 10-mal mit den flach aufgelegten Handflächen die Wirbelsäule. Bei Migräne- bzw. Kopfschmerzpatienten sollte der Therapeut nicht zu stark in den Nacken hineinstreichen.
Einölen der Wirbelsäule und sanftes Einrichten der Wirbelsäule, Stufe eins	Die Wirbelsäule wird mit viel Öl eingerieben, sie soll quasi im Öl „schwimmen“. Die Fingerspitzen der rechten

Hand zeigen in Richtung der Füße des Patienten. Die ganze Hand liegt auf. Zeigefinger und Mittelfinger werden links und rechts der Dornfortsätze positioniert. Die linke Hand liegt ca. 1 cm vor der rechten Hand, zieht das Gewebe auseinander und stabilisiert zusätzlich die rechte Hand, indem sie auf dieser zu liegen kommt. In drei bis vier Schritten wird von unten nach oben Richtung Nacken gewandert. Oben angekommen, wird die Wirbelsäule ca. 10–15-mal sehr sanft heruntergefahren, dabei liegt die rechte Hand immer komplett auf der Wirbelsäule auf. Der Blasenmeridian wird bei diesem Griff mitbehandelt.

Einrichten der Wirbelsäule, Stufe zwei

Das Öl wird nun mit sanften Ausstreichungen über den gesamten Rücken verteilt. Beim Einrichten der Wirbelsäule zeigen nun die Fingerspitzen beider Hände Richtung Kopf des Patienten. Erneut wandert der Therapeut in drei bis vier Schritten von unten nach oben, und wieder – nun kräftig – die Wirbelsäule herunter. Dabei kommen die Mittelfinger mit Druck im 45-Grad-Winkel in Richtung zu den Dornfortsätzen zu liegen. Vom Kopf aus wird die Wirbelsäule 10–12-mal von oben nach unten kräftig hinuntergestrichen.

Papier auflegen, ausstreichen und magnetisieren

Der Therapeut legt säurefreies Seidenpapier auf die Wirbelsäule und streicht sie sanft in drei Schritten von oben nach unten aus. Danach wird ein Handtuch über das Seidenpapier gelegt und der Körper durch das Auflegen der Hände wieder in mehreren Schritten magnetisiert. Es soll eine angenehme Wärme entstehen. Schließlich werden Handtuch und Seidenpapier abgenommen und zum Abschluss der Massage nochmal Lendenwirbelsäule und Kreuzbein wie am Anfang der Massage gestreckt. Maximal 7-mal ausstreichen. Danach wird der Patient mit einem Handtuch zugedeckt und ruht nach.

Akupunktur und Akupressur

Die Akupunktur zählt zu den ältesten Medizinsystemen der Menschheit. Erste Aufzeichnungen finden sich bereits um 4000 v. Chr.

Die chinesische Medizin geht davon aus, dass die Lebensenergie Qi auf Leitbahnen, den Meridianen, durch den Körper fließt. Die Meridiane verlaufen spiegelbildlich auf jeder Körperseite. Es gibt je sechs Yin- und Yang-Meridiane. Yin und Yang symbolisieren die beiden gegensätzlichen Energieformen: Yin ist passiv, ruhig, zurückhaltend und orientiert sich nach unten; den Yin-Meridianen sind die Speicherorgane zugeordnet. Yang dagegen ist aktiv, kräftig, bewegt sich und strebt nach oben. Yang-Meridiane verlaufen über die Hohlorgane. Gesundheit bedeutet, dass Yin und Yang im Gleichgewicht sind, Krankheit hemmt den Fluss der Lebenskraft Qi.

Weitere Meridiane sind der Dreifache Erwärmer – er umfasst das Organsystem aus Brust- und Bauchraum

Hauptmeridiane in der Akupunktur

Hauptmeridiane	**Yin**	**Yang**
Anzahl	6	6
Verlauf	von unten nach oben	von oben nach unten
zugeordnete Organe	Speicherorgane	Hohlorgane
Namen	Herz-, Lungen-, Kreislauf-, Milz/Bauchspeicheldrüsen-, Leber-, Nierenmeridian	Magen-, Dünndarm-, Dickdarm-, Gallenblasen-, Blasenmeridian, Dreifacher Erwärmer

sowie den Unterleib und balanciert das Zusammenspiel der Organe aus –, zwei Sondermeridiane (Direktor und Gouverneur) und sechs Nebenmeridiane.

Auf diesen Meridianen liegen die Akupunkturpunkte, von denen man heute etwa 1270 kennt.

Akupunktur und Dorn-Methode

Der Arzt oder Therapeut sticht mit feinsten Spezialnadeln bestimmte Akupunkturpunkte und setzt damit einen Reiz zur Heilung. Neben der klassischen Akupunktur gibt es mittlerweile zahlreiche Varianten. Eine von ihnen ist die Akupunkt-Massage nach Penzel. Bei ihr beeinflusst der Therapeut die Meridiane und Akupunkturpunkte mit einem Massagestäbchen oder Therapiestift so, dass die Lebensenergie Qi aus Gebieten mit Energieüberschuss in Gebiete mit einem Energiemangel umverteilt wird.

Bei der Dorn-Methode werden Meridiane und ihre Druckpunkte mitbehandelt. Beide Methoden in Kombination ergänzen sich in idealer Weise. Deshalb kombinieren viele Therapeuten die Akupunktur oder die Akupunkt-Massage nach Penzel mit der Dorn-Therapie.

Beispiele:
Der Gallenblasenmeridian steigt über die Hüfte von hinten auf und passiert auf seinem Weg viele Gelenke, die bei der Dorn-Methode mitbehandelt werden – Zehengelenke, Sprunggelenk, Hüfte, Schulter und die Halswirbelsäule. In bestimmten Fällen kann allein durch diese Harmonisierung des Meridians eine Migräne verschwinden. Der Gouverneur läuft vom Steißbein aus direkt über die Dornfortsätze die Wirbelsäule entlang nach oben zum Gehirn. Er wird fast immer bei der Wirbelkorrektur nach Dorn mitbehandelt, was sich günstig auf Kopfschmerzen auswirkt. Auch der Blasenmeridian wird mitbehandelt. Sein Weg verläuft etwa 1,5 Zentimeter rechts und links neben der Wirbelsäule.

Homöopathie

Die Homöopathie wurde vor rund 200 Jahren von dem deutschen Arzt Samuel Hahnemann (1755–1843) entwickelt. Hahnemann war davon überzeugt, dass jeder Mensch eine Lebenskraft besitzt, die sich bei Störungen verändert. Diese Störungen rufen die Krankheitssymptome hervor. Der Homöopath sucht nun eine Substanz, die bei einem gesunden Menschen ähnliche Symptome auslöst. Es gilt das Ähnlichkeitsprinzip: „Similia similibus curentur – Ähnliches möge durch Ähnliches geheilt werden."

Homöopathische Arzneimittel gibt es in Form von Tropfen, Kügelchen („Globuli") oder Tabletten; die Inhaltsstoffe werden in besonderen Verfahren extrem verdünnt. Man spricht von Potenzen, die den Grad der Verdünnung bezeichnen.

Am Anfang jeder homöopathischen Therapie steht die genaue Beobachtung und Befragung des Patienten; schließlich will der Therapeut ein Arzneimittel finden, das den seelischen, geistigen und körperlichen Aspekten des Patienten entspricht. Dieses Mittel soll die aus dem Gleichgewicht geratene Lebenskraft wieder normalisieren.

Eine homöopathische Therapie kann den Heilungsprozess durch die Dorn-Behandlung effektiv unterstützen und ergänzen, und umgekehrt. Angezeigt und empfehlenswert ist eine Kombination beider Methoden, wenn der Therapeut eine entsprechende Ausbildung vorweisen kann. Homöopathie erfordert viel Wissen und Erfahrung, zudem muss eine gründliche Anamnese vorgenommen werden.

Bach-Blüten-Therapie

Der englische Arzt und Homöopath Dr. Edward Bach machte die Erfahrung, dass immer zuerst das seelische Gleichgewicht gestört wird, ehe eine Krankheit ausbricht. Für ihn stand die Psyche im Vordergrund, die Krankheitssymptome galten als Nebensache. Bach unterschied sieben Seelenzustände – Angst, Unsicherheit, Interesselosigkeit, Einsamkeit, Überempfindlichkeit, Mutlosigkeit/ Verzweiflung und Aufopferungsbereitschaft. Jeder dieser Seelenzustände kann mit bestimmten Blüten beeinflusst werden. Mit speziell aufbereiteten Essenzen dieser Blüten lässt sich das seelische Gleichgewicht wieder herstellen und letztlich die Heilung einleiten.

Die Bach-Blüten-Therapie verträgt sich mit schulmedizinischen und naturheilkundlichen Therapien und unterstützt auf hervorragende Weise die Dorn-Methode. Sie eignet sich sowohl zur Behandlung von psychischen Problemen als auch zur Begleitbehandlung akuter und chronischer Krankheiten.

Bach-Blüten können innerlich und äußerlich eingesetzt werden. Innerlich unterstützen sie den Prozess, in dem sich der Patient gerade befindet. Äußerlich kann der Therapeut über die der jeweiligen Bach-Blüte zugeordnete Hautzone behandeln. Das hat sich zum Beispiel bei hartnäckigen Wirbelblockaden bewährt.

Sonstige Therapien

Es gibt noch eine Vielzahl weiterer Therapien, die eine Behandlung nach Dorn unterstützen können. Letztlich muss im Einzelfall entschieden werden, was dem Patienten liegt, welche Behandlung er annimmt und ob eine Kombination verschiedener Methoden angezeigt ist.

Cranio-Sacral-Therapie

Diese Therapie ist eine Weiterentwicklung der Osteopathie. Der Therapeut berührt den Patienten zum Beispiel an Kopf und Wirbelsäule und kommt mit den rhythmischen Bewegungen des cranio-sacralen Systems in Kontakt. Die dabei entstehenden Impulse werden über Schädeldecke, Wirbelkanal, Hirnwasser und Hirnhäute an jede Körperzelle weitergeleitet.

Reflexzonentherapien

Innere Organe spiegeln sich am Körperäußeren wider. Umgekehrt lassen sich die inneren Organe indirekt über die Haut behandeln. Am bekanntesten sind wohl die Headschen Zonen auf der Haut, die Bindegewebszonen und die Reflexzonen am Fuß, an der Hand und in der Ohrmuschel.

Wann die Dorn-Methode hilft

Grundsätzlich kann die Dorn-Methode bei fast allen Rücken- und Wirbelsäulenleiden helfen. Darüber hinaus ist eine Behandlung nach Dorn bei allen organischen Leiden angezeigt, die im Zusammenhang mit den Wirbeln stehen (siehe auch Tabelle auf Seite 111ff.).

Krankheiten von A–Z

Im Folgenden finden Sie eine Auswahl der verbreitetsten Leiden, bei denen sich die Dorn-Methode erfolgreich bewährt hat. Selbstverständlich ist eine begleitende Behandlung nach Dorn auch bei anderen Erkrankungen fast immer möglich.

Arthrose

Arthrose ist eine typische, weit verbreitete Abnutzungserscheinung der Gelenke. Im Volksmund ist mit der Bezeichnung „Rheuma“ fast immer eine Arthrose gemeint. Wenn ein Gelenk über viele Jahre hinweg übermäßig stark oder falsch belastet wurde, wird der Knorpel schlecht ernährt, rau und fasert auf. Durch kleine abgeriebene Knorpelteilchen entzündet sich das Gewebe. Es fehlt an Gelenkschmiere, der Knorpel löst sich auf. Eine Arthrose kann erhebliche Schmerzen bereiten und zu einem Teufelskreis führen: Wegen der Schmerzen schont der Patient sein Gelenk, die Muskulatur verkümmert und der restliche Knorpel wird noch schlechter ernährt.

Die Krankheit verläuft sehr individuell, eine Heilung ist nicht möglich. Eine Behandlung mit der Dorn-Methode führt zu einer Schmerzlinderung. Sie entlastet die Gelenke und kann das Fortschreiten der Arthrose verlangsamen oder sogar stoppen, wenn sie im Anfangsstadium der Erkrankung durchgeführt wird. Vorbeugende Maßnahmen sind korrekte Bewegungsabläufe, die gleichmäßige Belastung aller Gelenke, Ausdauersport, gesunde Ernährung und ein regelmäßiges Einrichten der Gelenke.

Bandscheibenprobleme, Bandscheibenvorfall

Die Mediziner unterscheiden zwischen Bandscheibenvorwölbung (Protrusion) und Bandscheibenvorfall (Prolaps). Der Name sagt es schon: Im ersten Fall wölbt sich die Bandscheibe nur etwas hervor, im zweiten Fall tritt sie heraus. Zu den Ursachen zählen die natürliche Alterung der Bandscheibe, Überlastung, Positionsänderungen der Wirbel, Verspannungen, falsches Heben und Tragen sowie eine angeborene Bindegewebsschwäche. Als besonders anfällig erweisen sich die Bandscheiben zwischen den Hals- und den Lendenwirbeln. Auch eine starke Übersäuerung begünstigt Bandscheibenprobleme. Der Grund dafür ist meist zuviel tierisches Eiweiß in der Ernährung, das zu einer Ansammlung von Schlackenstoffen an der Lendenwirbelsäule führen kann. In der Folge werden die Bandscheiben unterversorgt und degenerieren. Wichtig ist es hier, viel Wasser zu trinken, damit die Bandscheiben hydriert bleiben.

Leichte und mittlere Bandscheibenprobleme lassen sich sehr gut mit der Dorn-Methode behandeln. Dennoch sollten Sie jede Bandscheibenproblematik unbedingt orthopädisch untersuchen und behandeln lassen. Bei schweren Vorfällen, bei denen zudem ein Nerv einklemmt wird, ist unter Umständen sogar eine Operation nötig.

Beklemmungsgefühle im Brustraum

Schmerzen im Brustbein, Atembeschwerden oder einfach das Gefühl, „dass die Luft wegbleibt“, hängen oftmals mit Fehlstellungen der Brustwirbel zusammen. Verantwortlich für diesen Bereich ist der dritte Brustwirbel (Th 3). Die Beschwerden sind häufig diffus, können aber den Patienten stark einschränken. Eine Korrektur der Brustwirbelsäule bringt oft eine schnelle Heilung.

Gelenkschmerzen

Die Dorn-Methode ist die Methode der Wahl bei Gelenkschmerzen aller Art. Mit Ausnahme entzündeter Gelenke verschafft eine Korrektur oftmals eine rasche Linderung der Schmerzen.

Gicht

Bei Gicht lagern sich in den Gelenken kleine Harnsäurekristalle ab, was sich in äußerst schmerzhaften Gichtanfällen äußert. Betroffen sind häufig die Finger, der große Zeh oder das Knie. Obwohl in den Gelenken angesiedelt, zählt Gicht als Stoffwechselerkrankung. Die Nieren scheiden die Harnsäure nicht vollständig aus, die Harnsäurekonzentration im Blut steigt an und schließlich blockiert sie in Form kleiner Kristalle das Gelenk.

Die Dorn-Methode wirkt hier auf zweifache Weise. Über den zehnten Brustwirbel (Th 10) werden die Nieren positiv beeinflusst und außerdem werden die Gelenke optimal eingerichtet, sodass sich weniger Harnsäurekristalle ablagern können.

Herzrhythmusstörungen

Herzbeschwerden und Rhythmusstörungen hängen häufig mit dem zweiten Brustwirbel (Th 2) zusammen. Bei Rhythmusstörungen kommt der Herzschlag aus dem Takt; das Herz stolpert oder beginnt zu rasen. Während das Herzstolpern meist harmlos ist, kann ein Herzrasen zur Bewusstlosigkeit führen.

Die Ursachen können sehr unterschiedlich sein: übermäßiger Kaffeegenuss, Aufregung, ungewöhnliche körperliche Belastungen, Schadstoffe, schwere organische Erkrankungen und vieles andere. Neben einer konventionellen schulmedizinischen Therapie erweist sich eine Behandlung nach Dorn als hilfreich.

Hexenschuss

Ein Hexenschuss (Lumbago) schlägt mit einem plötzlichen heftigen Schmerz im Kreuz zu. Der Auslöser ist meist eine ungünstige Bewegung beim Bücken, Aufrichten, Drehen oder Heben. Eine Bewegung ist kaum noch möglich, ein Patient mit Hexenschuss hält seinen Körper gebeugt. Die Wirbel verkanten sich, die umliegende Muskulatur hält die Wirbel fest. Sie verspannen sich und lösen den Schmerz aus.

Solange der Patient laufen kann, ist eine Behandlung mit der Dorn-Methode möglich. Optimalerweise sollte er mit einer Breuß-Massage vorbereitet werden. Sobald die Schmerzsymptomatik dies zulässt, werden die verkanteten Lendenwirbel eingerichtet, gegebenenfalls das Iliosakralgelenk korrigiert und in aller Regel verschwinden die Schmerzen recht bald. Der Patient kann sich wieder aufrichten. Eine Korrektur der Beinlängen und Gelenkfehlstellungen erfolgt später.

Ischialgie, Ischiasbeschwerden

Der Ischiasnerv ist der dickste und längste Nerv im menschlichen Körper. Er entspringt dem Kreuzbeingeflecht und verläuft vom vierten Lendenwirbel über den Po das Bein entlang.

Ischiasbeschwerden sind so vielfältig wie ihre Ursachen. So kann der Nerv zwischen dem vierten und fünften Lendenwirbel eingeklemmt sein, eine Bandscheibe auf ihn drücken, verhärtete Muskeln ihn einengen oder ein Tumor ihn abschnüren. Je nachdem, wo und wie stark der Ischias beeinträchtigt ist, treten die Symptome auf: Schmerzen im Po, im Oberschenkel, in der Leistengegend, in der Wade; Krämpfe, ein Taubheitsgefühl in den Beinen und in den Füßen bis hin zu Lähmungen.

Ischiasbeschwerden lassen sich mit der Dorn-Methode hervorragend behandeln. Die Beinlängen werden angeglichen und die Gelenke wieder eingerichtet. Häufig liegt ein Beckenschiefstand mit einer Kreuzbeinblockade vor. Wenn die tiefe Gesäßmuskulatur verspannt ist, wird der Ischiasnerv zusätzlich eingeklemmt und es kann zu Schmerzen im Gesäßbereich bzw. zu Ausstrahlungen in den Beinen kommen. Deshalb werden die Gesäßmuskeln gelockert, ehe die Wirbelsäule eingerichtet wird. Die Erfolgsaussichten sind recht gut.

Meniskusprobleme

Der Meniskus ist eine bewegliche, knorpelige Scheibe in der Form eines Halbmondes. Ähnlich wie die Bandscheibe zwischen den Wirbelkörpern dient sie im Kniegelenk als Puffer zwischen den Knochenteilen und verteilt die Kräfte auf eine größere Fläche. Als Puffer ist der Meniskus einer starken Belastung ausgesetzt und kann eingeklemmt, gequetscht, verschoben oder stückweise abgeschert werden.

Unter Meniskusproblemen leiden vor allem Sportler und Menschen mit Berufen, in denen häufig auf den Knien gearbeitet wird, z.B. Fliesenleger. Eine regelmäßige Dorn-Behandlung, insbesondere des Knie-Gelenks, kann Beschwerden vorbeugen bzw. lindern.

Migräne, Kopfschmerzen

Migräne tritt anfallartig auf. Der pulsierende Kopfschmerz beginnt meist in einer Kopfhälfte und breitet sich von dort langsam aus. Ein Migräneanfall kann mit Übelkeit, Lichtempfindlichkeit und Sehstörungen einhergehen. Im Gegensatz zu normalen Kopfschmerzen, bei denen man sich noch ablenken kann, hilft bei Migräne nahezu nichts. Ein normaler Tagesablauf ist fast unmöglich.

Die Neigung zur Migräne ist angeboren; die Attacke wird ausgelöst, wenn sich der Blutfluss im Gehirn ändert. Die Ursachen von Migräneanfällen sind zahlreich, unter anderem kann die Verschiebung eines Halswirbels (Atlas, C 1) vorliegen. In manchen Fällen steht die Migräne in Zusammenhang mit dem Gallenblasenmeridian und einer Fehlstellung des vierten Brustwirbels. In beiden Fällen kann die Migräne mit der Dorn-Methode dauerhaft geheilt werden. Auch wenn nur wenige Migränefälle so einfache Ursachen haben, so lohnt sich doch ein Versuch.

Schulterschmerzen, -beschwerden

Bei Schulterschmerzen ist eine Dorn-Behandlung sehr aussichtsreich. Die meisten Schulterschmerzen gehen auf Muskelverspannungen zurück. Eine andere häufige Ursache sind unbewusst hochgezogene oder angespannte Schultern, als Folge von zu hoher Anspannung, Stress oder seelischen Problemen. Aber auch Abnutzungserscheinungen (Arthrose), Verstauchungen und Verrenkungen können schuld daran sein, wenn die Schultern schmerzen.

In fast allen Fällen kann eine Behandlung mit der Dorn-Methode die Schmerzen lindern. Oft stehen Schulterschmerzen und Nackenverkrampfungen mit dem siebten Halswirbel (C7) oder dem ersten Brustwirbel (Th 1) in Zusammenhang.

Tennisarm

Beim so genannten Tennisarm handelt es sich um eine Überreizung der Sehnen im Ellenbogen, die bei weitem nicht nur Tennisspieler trifft. Ursache ist eine Überlastung und einseitige Beanspruchung der Muskeln über eine lange Zeit hinweg. Die Muskeln sind ständig angespannt, leiden unter Sauerstoffmangel und bilden schließlich schmerzhafte Verhärtungen. Beim Tennisarm schmerzt die Außenseite des Ellenbogens, wobei der Schmerz auch in den Unterarm ausstrahlen kann.

Vergleichbare Erkrankungen sind die schmerzhafte Schultersteife und das Karpaltunnel-Syndrom. Bei letzterem engt eine chronische Sehnenscheidenentzündung am Handgelenk einen Nerv ein. Schmerzhafte Verhärtungen können auch auftreten, wenn die Muskulatur über längere Zeit versucht, eine Fehlhaltung des Körpers auszugleichen.

Eine Heilung ist nicht möglich; physiotherapeutische Maßnahmen lindern die Symptome. Bei derartigen einseitigen Belastungen empfehlen sich zur Vorbeugung die Selbstübungen mit der Dorn-Methode.

Verdauungsstörungen

Mehrere Brust- und Lendenwirbel stehen mit den Verdauungsorganen in Verbindung. Bei Beschwerden und Erkrankungen kann die Dorn-Methode über die Wirbelkorrektur durchaus zu einer Heilung beitragen.

Die Verdauungsorgane und ihre zugeordneten Wirbel

Wirbel	Verdauungsorgan	Funktion
Th 4	Galle	Bereitstellung von Gallenflüssigkeit
Th 5	Leber	Gallenflüssigkeit, Stoffwechsel, Entgiftung
Th 6	Bauchspeicheldrüse, Magen	Verdauungssäfte, Zerkleinerung der Nahrung
Th 7	Magen, Zwölffingerdarm	Abbau der Nahrung
Th 12	Dünndarm	Resorption der Nahrung
L 1	Dickdarm	Resorption, Stuhlbildung
L 2	Blinddarm	

Wirbelsäulen-Fehlstellungen

Beim Rundrücken ist die Brustwirbelsäule nach hinten gebeugt (Lordose). Beim Hohlkreuz verkrümmt sich die

Lendenwirbelsäule nach innen; die Verkrümmung entsteht häufig durch eine erschlaffte Bauchmuskulatur. Als Skoliose bezeichnet man eine seitliche Verbiegung der Wirbelsäule, bei der zusätzlich eine Verdrehung einzelner Wirbelkörper besteht. All diese Fehlstellungen können mit der Dorn-Methode behandelt werden. Eine vollständige Heilung ist selten möglich, eine Verbesserung aber immer.

Zahnprobleme

Die Zähne stehen in Verbindung mit dem dritten Halswirbel. Störungen in diesem Bereich beschleunigen die Bildung von Karies und Parodontose; eine Korrektur dieses Wirbels kann sich positiv auf die Zahngesundheit auswirken.

Weitere Einsatzgebiete

Die meisten Patienten stoßen erst auf die Dorn-Methode, wenn sie unter massiven Beschwerden leiden. Das müsste nicht sein, denn wie kaum ein anderes Verfahren eignet sie sich hervorragend zur Vorbeugung und zur Erhaltung der Gesundheit.

Vorbeugung für jedermann

Die meisten Menschen reagieren höchst erstaunt bis ungläubig, wenn man sie auf die Problematik der unterschiedlichen Beinlängen anspricht. Denn Folgebeschwerden treten oft erst viele Jahre später auf und dann auch nicht unbedingt an den Beinen bzw. Hüften, sondern an ganz anderen Stellen. Wenn Sie regelmäßig die Selbstübungen nach Dorn durchführen und die Gelenke einrichten, können Sie vielen Problemen mit dem Bewegungsapparat vorbeugen. Geeignete Übungen finden Sie im Praxisteil ab Seite 119.

Richten Sie Ihre Gelenke ein:
- nach jeder längeren Autofahrt
- bei Belastungen am Arbeitsplatz
- nach längerem Sitzen
- nach dem Sport
- nach Dehnübungen
- wenn Sie mit dem Fuß umgeknickt sind
- nach einem Stolpern oder Sturz
- nach einem Schleudertrauma

Babys und Kleinkinder

Kinder, so sollte man meinen, brauchen noch keine Dorn-Übungen. Mit Ausnahme von wirklich behinderten Kinder sind sie gerade gewachsen, gehen aufrecht und bewegen sich richtig. Ihr natürlicher Bewegungsdrang sorgt dafür, dass alles im Lot bleibt.

Doch leider findet man selbst bei Säuglingen schon unterschiedlich lange Beine. Wie kommt das? Ein großer Risikofaktor ist zweifellos bereits die Geburt. Da wird gedrückt, geschoben und gezogen und manchmal wird etwas verschoben. Früher hob die Hebamme das Neugeborene zu allererst an den Beinchen hoch und klopfte ihm auf den Rücken. Diese Maßnahme sollte das Kind zum Schreien anregen und ihm den ersten Atemzug erleichtern. Dass man dabei die Hüft- und Kniegelenke auseinander zog, bedachte man nicht.

Im Alltag gibt es unzählige Bewegungen und Griffe, die die Gelenke übermäßig beanspruchen und zu Subluxationen führen können. Gefährdet sind fast immer die Hüften und die Knie.

Zum Beispiel beim Wechseln der Windel: Die Mutter zieht mit der linken Hand die Beine in die Höhe und legt mit der rechten die Windel unter den Po. Die Wirkung auf Hüfte und Knie entspricht dem früheren Hebammen-Griff.

Oder das Sitzen: Es ist praktisch, wenn das Baby sitzen kann und es macht den Alltag leichter. Da liegt es nahe, der Entwicklung mit Sitzkissen und Stuhlverkleinerungen vorzugreifen. Ob die Wirbelsäule und die Gelenke des Kleinen schon so weit sind, diese Belastung zu tragen, spielt kaum eine Rolle.

Oder das an den Händen ziehen: Die Mutter hat es eilig, das Kind hetzt hinterher, immer fest an der Hand der Mutter. Unwissentlich zieht sie dabei das Hand-, Ellenbogen- und Schultergelenk heraus. Gleiches passiert häufig auch beim Toben und Umhertollen.

Die frühzeitige Kontrolle der Beinlängen und eine Überprüfung möglicher Wirbelfehlstellungen hilft späteren Schäden vorzubeugen. Eine ergänzende Behandlung nach Dorn ist auch bei Hüftfehlstellungen angezeigt. Die Therapie mit der Dorn-Methode kann zwar nicht die Spreizhose ersetzen, die Ärzte für diese Problematik empfehlen; sie kann jedoch maßgeblich zur schnellen Korrektur der Hüfte beitragen. Wie Sie Ihr Baby selbst mit einfachen Griffen nach Dorn behandeln können, erfahren Sie ab Seite 178.

Kinder und Jugendliche

Schulkindern und Jugendlichen ergeht es kaum besser. Wenn unterschiedliche Beinlängen unbemerkt bleiben, kann es zu erheblichen Fehlbelastungen im gesamten Bewegungsapparat kommen. Statisch-dynamische Veränderungen der Wirbelsäule sind die Folge. Deshalb ist die Vorbeugung besonders wichtig.

Während Kinder sich noch vor wenigen Jahren im Alltag reichlich bewegten – so mussten sie zum Teil lange Schulwege zu Fuß bewältigen, die Freizeit wurde am Bolzplatz zugebracht –, ist Bewegung heute Mangelware: Vormittags sitzen Kinder in der Schule (oft auf anatomisch ungünstigen Stühlen), danach zuhause erst an den Hausaufgaben und dann häufig stundenlang vor dem Fernseher oder Computer. Muskeln, die für den Halte- und Stützapparat der Gelenke und der Wirbelsäule wichtig sind, werden geschwächt und können ihre Funktion nicht mehr erfüllen. Spätfolgen dieser Situation sind häufig Schäden im Bereich des Bewegungsapparates wie zum Beispiel Rücken- und Gelenkschmerzen oder Haltungsschwächen.

Aber auch Sport birgt gewisse Risiken: Es kommt zu Rempeleien; die Kinder fallen, stürzen, stoßen und raufen sich. Lebhafte Kinder probieren ihre Grenzen aus und da lässt es sich nicht vermeiden, dass sie mal vom Fahrrad oder von einem Baum herunter fallen. Zum Glück passiert in den seltensten Fällen wirklich etwas Ernsthaftes. Dennoch besteht das Risiko einer leichten Subluxation immer. Mit einer entsprechenden Dorn-Übung kann sie rasch beseitigt werden. Deshalb sollten auch Sportlehrer mit den Grundzügen der Dorn-Methode vertraut sein.

Problematisch ist der Übergang vom Schulkind zum Erwachsenen. Jugendliche nehmen seltsam anmutende, „coole“ Haltungen ein. Groß gewachsene Mädchen verkrümmen sich, um kleiner zu wirken. Ausgleichende Bewegungen sind nicht angesagt und auf die Eltern hören sie sowieso nicht. Und doch ist diese Wachstumsphase eine gute Zeit, um regulierend einzugreifen. Viele Haltungsschäden und Wirbelsäulenleiden lassen sich jetzt mit der Dorn-Methode noch gut beheben.

Die Selbst-Übungen für Erwachsene eignen sich unverändert auch für Kinder und Jugendliche.

Schwangere Frauen

Schwangere Frauen können ebenso mit der Dorn-Methode behandelt werden wie alle anderen Frauen auch. Risiken für das ungeborene Kind bestehen nicht. Im Gegenteil, der Schwangeren wird die Behandlung sogar gut tun und möglicherweise bleibt sie von Rückenschmerzen verschont.

Bei einer Risikoschwangerschaft muss der Therapeut im Einzelfall entscheiden, ob er die Dorn-Methode anwenden kann oder nicht. Als risikoschwanger gilt u. a. jede Frau, die zum Geburtstermin 35 Jahre oder älter ist.

Für alle Frauen gilt jedoch: Vorsicht beim dritten Lendenwirbel (L 3). Eine Behandlung dieses Wirbels kann vorzeitige Wehen auslösen.

Ältere Patienten

Alter ist für eine Behandlung nach Dorn kein Hindernis. Ein erfahrender Dorn-Therapeut kann auch ältere Patienten behandeln, auch bei Vorerkrankungen. Die Heilungserfolge verringern sich natürlich in dem Maß, wie die Strukturen verknöchern und verhärten. Ein Rundrücken wird im Alter nicht mehr gerade. Aber die Behandlung tut den Betroffenen sehr gut und man sollte sie ihnen nicht vorenthalten.

Ein umsichtiger Therapeut gibt seinen Klienten in jedem Fall Hausaufgaben mit – auch zur Stärkung der Muskulatur. Denn neuere Studien zeigen, dass auch bei älteren Menschen Gesundheit und Lebensqualität umso stärker steigen, je öfter und ausdauernder sie sich im Sport fordern. Langsame Bewegungen wie Spazierengehen reichen allerdings nicht aus, auch Senioren müssen „richtig" Sport betreiben, z.B. Ausdauergymnastik, Fitnessübungen und Hanteltraining.

Fallbeispiele aus der Praxis

Selbst für einen erfahrenen Therapeuten ist es immer wieder überraschend, wie rasch und gut die Dorn-Methode bei vielerlei Beschwerden wirkt. Die folgenden Beispiele zeigen aber auch, wie sehr der Erfolg von der Mitarbeit des Patienten abhängt und dass in manchen Fällen viel Geduld erforderlich ist.

Frau H., 62 Jahre – unterschiedlich lange Beine

Beschwerden:
Die Patientin klagte über Schmerzen im linken Gesäß, die teilweise ins linke Bein ausstrahlten. Die Schmerzen verstärkten sich sowohl beim längeren Stehen, als auch beim langsamen Gehen. Hinzu kamen Schmerzen im linken Kreuzbein-Darmbein-Gelenk (Iliosakralgelenk).

Diagnose:
Das rechte Bein war um 1,5 cm verlängert; Hüft- und Kniegelenk befanden sich in einer Fehlstellung. Um diese Beinlängendifferenz auszugleichen, trug die Patientin seit längerer Zeit auf der linken Seite eine Absatzerhöhung.

Behandlung:
In der ersten Sitzung erfolgte eine Korrektur der Beinlängen. Die Patientin wurde in die Selbstkorrekturübungen für Knie und Hüfte eingewiesen und führte diese zuhause regelmäßig durch. Die Absatzerhöhung wurde weggelassen, da nun beide Beine gleich lang waren.

Weiterer Verlauf:
Nach einer Woche kam die Patientin zur zweiten Sitzung. Sie berichtete erfreut, die Schmerzen seien verschwunden, selbst beim Gehen über längere Strecken träten sie nicht wieder auf. Die Verspannungen im Gesäß hatten nachgelassen. Als Behandlungsdauer wurden fünf Behandlungen angesetzt, verteilt auf einen Zeitraum von fünf Wochen. In dieser Zeit sollte die Patientin die Übungen gewissenhaft weiter durchführen.

Herr P., 28 Jahre – Schmerzen in der Halswirbelsäule

Beschwerden:
Der Patient litt unter Schmerzen in der gesamten Halswirbelsäule, insbesondere auf der linken Seite. Die Schmerzen traten auch zwischen den Schulterblättern auf.

Diagnose:
Seit mehreren Jahren hatte der Patient eine Vorwölbung der Bandscheibe zwischen den beiden Brustwirbeln Th 5 und Th 6. Die Brustwirbelsäule zeigte eine leichte seitliche Verkrümmung nach links; die Muskulatur an dieser Stelle war völlig verhärtet.

Behandlung:
Zunächst erfolgte die Korrektur der Halswirbelsäule. Die Wirbel ließen sich leicht einrichten, allerdings glitten sie bis zur vierten Sitzung immer wieder in ihre alte Position zurück. Die muskuläre Verhärtung erwies sich ebenfalls bis zur vierten Sitzung als relativ therapieresistent. Die Behandlungen brachten nur kurzfristige Besserung und Entspannung.

Der Patient bekam klare Anweisungen für Übungen, die er an seinem Arbeitsplatz durchführen sollte. Diese Hausaufgaben waren auf die vorwiegend sitzende Tätigkeit des Patienten zugeschnitten.

Nach der vierten Behandlung zeigten sich deutliche Fortschritte. Die Schmerzen in der Halswirbelsäule hatten dauerhaft nachgelassen. Die Muskelverhärtung und die Probleme an den Schulterblatträndern besserten sich.

Weiterer Verlauf:
Die Therapie erstreckte sich über einen Zeitraum von drei Monaten mit insgesamt acht Behandlungen. Danach wurde der Patient nahezu schmerzfrei entlassen. Er fühlte sich so gut wie seit Jahren nicht mehr.

Anmerkung:
Der Erfolg einer Behandlung hängt maßgeblich von der Mitarbeit des Patienten ab. In diesem Fall ließen sich die Wirbel leicht einrichten, doch es dauerte einige Zeit und sie brauchten regelmäßige Übungen zur Unterstützung, bis sie sich in ihrer neuen Lage stabilisiert hatten. Der Patient wurde angewiesen, die Behandlung sofort wieder aufzunehmen, wenn die Schmerzen erneut auftreten sollten.

Dieser Fall zeigt, dass in hartnäckigen Fällen eine längere Behandlungszeit angebracht sein kann.

Frau G., 53 Jahre – Ischiasbeschwerden

Beschwerden:
Die Patientin litt seit Jahren unter Ischiasbeschwerden. Außerdem kam es zu Wadenkrämpfen und einem brennenden Gefühl im linken großen Zeh. Hinzu traten Schmerzen auf der linken Seite der Halswirbelsäule auf, die in den Ellenbogen ausstrahlten.

Diagnose:
Die immer wieder auftretenden Ischiasbeschwerden hatten zu einer ausgeprägten Schmerzsymptomatik geführt. Die Patientin war in konventioneller Behandlung auf eine tägliche Einnahme starker Schmerzmittel eingestellt worden.

Behandlung:
Die heftigen Schmerzen erschwerten die Behandlung zunächst sehr. Deshalb erstreckte sich die Therapie über ein halbes Jahr mit insgesamt 14 Sitzungen. Zunächst wurde sehr vorsichtig und gefühlvoll mit der Breuß-Massage vorgearbeitet. Erst im Anschluss daran wurde die Dorn-Methode an der Lendenwirbelsäule und im Gesäßbereich angewandt.

Weiterer Verlauf:
Nach den ersten Behandlungen trat eine langsame Besserung ein. Nach der vierten Sitzung konnten die Schmerzmittel abgesetzt werden, nach der zehnten Behandlung waren die Schmerzen ganz verschwunden.

Auf eigenen Wunsch kam die Patientin noch zu weiteren vier Behandlungen, mit denen sie den Erfolg sichern wollte.

Anmerkung:
Dieser Fall zeigt, wie hervorragend sich Breuß-Massage und Dorn-Methode ergänzen.

Herr D., 34 Jahre – Rückenschmerzen

Beschwerden:
Der Patient klagte über Schmerzen im Bereich der Brust- und Lendenwirbelsäule.

Diagnose:
Das rechte Bein war um 1 cm verlängert; sowohl Sprunggelenk als auch Kniegelenk waren subluxiert. Hinzu kam eine Blockade der Brustwirbelsäule und ein leichtes Hohlkreuz. Der Patient berichtete, er habe vor etwa 15 Jahren einen Schlüsselbeinbruch erlitten.

Behandlung:
Die Subluxation der rechten Beingelenke wurde erfolgreich behoben. Es folgte die Korrektur von Fehlstellungen der Lendenwirbel nach der Dorn-Methode. Der Patient erhielt als Hausaufgaben unter anderem Übungen zum Aufbau der Bauchmuskulatur.

Weiterer Verlauf:
Nach der dritten Behandlung bestanden keine Beschwerden mehr. Dennoch nahm der Patient zwei weitere Behandlungen wahr, weil er sie als äußerst wohltuend empfand.

Frau S., 54 Jahre – stechender Schmerz beim Gehen

Beschwerden:
Die Patientin litt beim Gehen unter stechenden Schmerzen in der rechten Leiste. Auch die Halswirbelsäule verursachte ihr Beschwerden.

Diagnose:
Das rechte Bein war um 1 cm verlängert; in der Halswirbelsäule fanden sich rechts Wirbelfehlstellungen am Atlas (C 1) und am Dreher (C 2, Axis).

Behandlung:
Die Beinlängendifferenz wurde durch das Einrichten des rechten Hüftgelenks nach der Dorn-Methode behoben. Nach der dritten Behandlung und der konsequenten Ausführung der aufgetragenen Hausaufgaben blieben die Beinlängen stabil. Die Schmerzen in der Leiste traten nicht wieder auf. Die Halswirbelsäule wurde ebenfalls mit der Dorn-Methode eingerichtet. Nach der fünften Sitzung verschwanden die Schmerzen in diesem Bereich.

Weiterer Verlauf:
Zwei Jahre nach dieser Behandlung kam die Patientin zu einer Kontrolluntersuchung wieder in die Praxis. Die Beinlängen waren nach wie vor stabil; Schmerzen in der Leiste waren nicht wieder aufgetreten.

Anmerkung:
Auch hier stabilisierten sich die Beinlängen erst nach der konsequenten Ausführung der Hausaufgaben durch die Patientin in der richtigen Position.

Junge, acht Jahre – Skoliose

Beschwerden:
Der Junge hatte leichte Rückenverspannungen, die sich vor allem an den unteren Schulterblatträndern bemerkbar machten.

Diagnose:
Im Übergang von der Lendenwirbelsäule zur Brustwirbelsäule lag eine Skoliose vor; die Wirbelsäule verlief in einem Bogen nach links. Die Skoliose war bereits im sechsten Lebensjahr von einem Orthopäden diagnostiziert wor-

den. Das rechte Bein war um 0,7 cm verlängert; damit einher ging ein leichter Beckenhochstand rechts.

Behandlung:
Die Beinlängen wurden angeglichen, eine Subluxation des rechten Hüftgelenks beseitigt. Das Becken fand wieder in seine normale Position zurück. Über einen Zeitraum von acht Wochen wurde die Skoliose viermal mit der Dorn-Methode behandelt. Währenddessen führte der Junge seine Übungen zuhause gewissenhaft durch. Es gelang, die Wirbelsäule um etwa 80 Prozent zu begradigen. Die Rückenverspannungen verschwanden vollständig.

Anmerkung:
Dieser Fall zeigt, wie wichtig die Behandlung bereits in sehr jungen Jahren ist. Mithilfe der Dorn-Methode konnte hier schweren Folgeschäden vorgebeugt werden.

Frau W., 94 Jahre – schwere Osteoporose mit Ausfallerscheinungen

Beschwerden:
Bei der Patientin kam es zu Ausfallerscheinungen und einem Taubheitsgefühl in beiden Händen. Sie war eine begeisterte Hobby-Handarbeiterin und stickte mit großer Vorliebe Wandteppiche. Daher litt sie sehr darunter, dass ihr ständig die Sticknadeln aus der Hand fielen und sie ihre Arbeit nicht fortführen konnte.

Diagnose:
Die ganze Wirbelsäule war von einer schweren Osteoporose gekennzeichnet. Seit zehn Jahren war sie nicht mehr behandelt worden – aus Angst vor einem Wirbelbruch hatte sich kein Therapeut an den Rücken dieser Frau gewagt.

Behandlung:
Die Wirbelsäule wurde durch eine sanfte Breuß-Massage vorbereitet. Danach erfolgte eine einfühlsame Behand-

lung der gesamten Wirbelsäule nach Dorn. Das Einrichten der Wirbel gelang problemlos; selbst die Halswirbelsäule ließ sich sanft einrichten. Die Patientin äußerte sich glücklich darüber, „überhaupt wieder an der Wirbelsäule berührt worden zu sein“.

Weiterer Verlauf:
Nach der fünften Behandlung verschwand das Taubheitsgefühl in den Händen und die Patientin konnte ihre Stickerei wieder aufnehmen.

Anmerkung:
Selbst Patienten mit einer schweren Osteoporose können mit der Dorn-Methode behandelt werden, vorausgesetzt der Therapeut geht besonders sanft und behutsam vor. Ideal ist die Kombination mit der Breuß-Massage.

Frau H., 43 Jahre – Skoliose

Beschwerden:
Bei der Patientin lagen massive muskuläre Verspannungen vor. Der Brustwirbelbereich war völlig unbeweglich. Außerdem klagte sie über immer wiederkehrende Schmerzen im rechten Kreuzbein-Darmbein-Gelenk (Iliosakralgelenk).

Diagnose:
Die Muskelverspannungen gingen auf eine weit reichende Wirbelsäulenverkrümmung zurück. Im Bereich der Lendenwirbel verlief die Wirbelsäule in einer Linkskurve, im Brustbereich erfolgte der Gegenschwung nach rechts.

Behandlung:
Die Behandlung erstreckte sich über zweieinhalb Jahre. Alle zwei Wochen fand eine Sitzung statt; die Therapie ist zum jetzigen Zeitpunkt noch nicht abgeschlossen. Im Bereich der Lendenwirbelsäule wurde eine starke Verbesserung der Skoliose erreicht und die Schmerzen im rechten Kreuzbein-Darmbein-Gelenk verschwanden vollständig.

Die Skoliose der Brustwirbelsäule konnte bisher um etwa 30 Prozent gemildert werden.

Weiterer Verlauf:

Die Patientin fühlt sich allgemein wieder viel beweglicher. Die Muskulatur wurde durch die Behandlungen immer weicher, sodass heute ein direktes Arbeiten an der Wirbelsäule möglich ist. Einzelne Wirbel lassen sich schon in ihre richtige Position verschieben.

Parallel zur Behandlung nach der Dorn-Methode unterzieht sich die Patientin einer körperpsychotherapeutischen Behandlung.

Anmerkung:

Der behandelnde Arzt hatte der Patientin gesagt, eine Besserung der Skoliose sei nur durch eine Operation zu erreichen. Mit der Dorn-Methode lässt sich selbst bei schweren Wirbelsäulenverkrümmungen mit viel Geduld und entsprechender Mitarbeit des Patienten eine bemerkenswerte Besserung der Leiden erzielen.

Frau S., 34 Jahre – Migräne, Nackenverspannungen

Beschwerden:

Die Patientin, die eine sitzende Tätigkeit am Computer ausübte, litt unter starker Migräne und Nackenverspannungen. Der Schmerz zog sich vom Nacken her nach oben, links über das Ohr bis in die Stirn. Außerdem klagte sie über häufige Verspannungen im Schulter-Nackenbereich.

Diagnose:

Die Halswirbel C2 und C3 zeigten eine Verschiebung nach rechts, während sich die Brustwirbelsäule leicht nach links bog.

Behandlung:

Die Halswirbelsäule ließ sich bereits in der zweiten Sitzung gut einrichten und die Patientin fühlte sich gleich wesentlich besser. Sie berichtete von einer heftigen Reaktion nach der zweiten Sitzung, doch danach hatte sie keine Beschwerden mehr. Die Behandlung konzentrierte sich auf das Einrichten der Halswirbelsäule mit der Dorn-Methode. Außerdem wurden die Muskelverspannungen im Schulter-Nacken-Bereich behandelt. Nach der dritten Sitzung kam es nochmals zu wechselnden Beschwerden. Der Durchbruch erfolgte erst nach der sechsten Behandlung.

Weiterer Verlauf:
Danach verschwanden die Kopfschmerzen endgültig; es traten nur noch geringfügige Verspannungen auf. Obwohl keine Beschwerden mehr vorliegen, lässt sich die Patientin alle zwei Monate zur Vorbeugung behandeln.

Herr S., 17 Jahre – starker Rundrücken

Beschwerden:
Der Patient kam wegen seines Rundrückens in die Praxis; außerdem klagte er über zeitweise auftretende Verspannungen im Bereich der Brustwirbelsäule.

Diagnose:
Es lag ein starker Rundrücken vor, die Brustwirbelsäule war nach hinten gekrümmt (Hyperkyphose).

Behandlung:
Die Behandlung erstreckte sich über zwei Jahre, in denen der Patient zwei- bis dreimal im Monat in die Praxis kam. Nach sechs Monaten Dorn-Behandlung hatte sich der Rundrücken um 50 Prozent gebessert. Der Patient arbeitet gewissenhaft mit und macht täglich seine Selbstübungen.

Weiterer Verlauf:
Derzeit kommt der Patient viermal im Jahr zu einer Sitzung. Sein Zustand ist gleich bleibend gut; Verspannungen und Schmerzen treten nicht mehr auf.

Herr B., 42 Jahre – Migräne

Beschwerden:
Der Patient litt sein fünf Jahren unter starker Migräne. Der Schmerz zog seitlich vom Nacken über die Schläfen zur Stirn hoch.

Diagnose:
Im Bereich der Halswirbelsäule lagen massive Muskelverspannungen vor. Es fanden sich Verschiebungen auf beiden Seiten der Halswirbel.

Behandlung:
Die Halswirbelsäule wurde nach der Dorn-Methode behandelt. Nach der zweiten Sitzung trat nur eine leichte Besserung ein.

Der Verlauf der Migräne deutete auf einen Zusammenhang mit dem Gallenblasenmeridian hin. Tatsächlich fand sich eine Fehlstellung des vierten Brustwirbels, die in der dritten Sitzung behoben wurde. Zusätzlich wurde ein pflanzliches Arzneimittel zur Anregung der Gallentätigkeit verordnet.

Weiterer Verlauf:
Nachdem der Gallenwirbel behandelt war, ließen die Schmerzen rasch nach. In der vierten Sitzung berichtete der Patient, er sei nun schmerzfrei.

Anmerkung:
Dieser Patient hatte das Glück, dass der Zusammenhang zwischen seiner Migräne und dem Gallenwirbel entdeckt wurde. Denn nicht jede Migräne lässt sich so einfach beheben. Herr B. war zuvor in einer Akupunktur-Behandlung gewesen, die auch zunächst Erfolg zeigte. Die Akupunktur des Gallenblasenmeridians führte zu einer Linderung der Migräne, aber nicht zu einer dauerhaften Heilung. Dies gelang erst durch die Korrektur des Gallenwirbels mit der Dorn-Methode.

Herr K., 32 Jahre alt – Tinnitus

Beschwerden:
Der Patient klagte über permanente Geräusche im rechten Ohr, die seit fünf Monaten bestanden.

Diagnose:
Bei der Untersuchung fand sich eine Skoliose der Brustwirbelsäule nach rechts, eine Skoliose der Lendenwirbelsäule nach links und eine Verschiebung des ersten und des dritten Halswirbels. Diese Wirbelsäulenverkrümmung verursachte allerdings keine Schmerzen.

Behandlung:
Bei den ersten beiden Behandlungen erfolgte die Korrektur der Brustwirbelsäule und der Halswirbelsäule. In der dritten Sitzung teilte der Patient begeistert mit, seine Ohrgeräusche seien verschwunden.

Weiterer Verlauf:
Die Behandlung der Skoliose dauert nach einem Jahr noch an. Die Skoliose hat sich um etwa 20 Prozent gebessert. Der Patient kommt allerdings nur unregelmäßig zur Therapie.

Anmerkung:
Tinnitus lässt sich in den ersten sechs Monaten oft gut und erfolgreich behandeln. Häufig ist die Halswirbelsäule daran beteiligt. Wesentlich geringer sind die Erfolgsaussichten, wenn der Tinnitus schon länger besteht.

Das Wirkungsspektrum

Die Dorn-Methode greift als ganzheitliche Therapie in das gesamte Körpergefüge ein. Bei der Behandlung eines Wirbels werden sowohl organische als auch seelisch-psychische Faktoren mit einbezogen.

Einfluss auf Körper und Seele

Kaum ein anderes Organ steht in so einem engen Zusammenhang mit der seelischen Verfassung wie die Wirbelsäule. Die Psyche bedingt die Haltung und die Haltung die Psyche.

Rückgrat zeigen, aufrecht gehen

Viele Sprichwörter und Redensarten sagen es in aller Deutlichkeit: Die innere Haltung spiegelt sich in der äußeren Haltung wider. Da gibt es aufrichtige Menschen, die für ihre Handlungen gerade stehen. Der eine zeigt Rückgrat, der andere buckelt. Wieder andere haben sich zu viel aufgeladen, das macht den Rücken krumm. Eingezogene Schultern stehen für Angst, hochgezogene Schultern verkünden eine innere Anspannung.

Die seelische Komponente

Probleme mit dem Rücken stehen häufig in Wechselwirkung mit der Psyche. Eingeschränkte Bewegungen und Schmerzen schränken auch die Lebenslust ein, sie verurteilen zur Untätigkeit und vermitteln das Gefühl der Hilflosigkeit. Umgekehrt bewegen sich lebenslustige Menschen gern und ausgiebig. Letztlich ist es gleich, was zuerst da war – der Schmerz oder die Niedergeschlagenheit. Tatsache ist, das Leiden bringt Einschränkungen, die sämtliche Lebensbereiche betreffen können. Der Energiefluss ist gestört. Hier setzt die Dorn-Methode an: Sobald sie die Störfaktoren aus dem Weg geräumt hat, kann die Lebensenergie wieder frei fließen.

Aus Erfahrungen von Therapeuten wissen wir: Probleme an der Halswirbelsäule stehen für Emotionen aller Art. Vielen Patienten, die unter Problemen in diesem Bereich leiden, fällt es schwer, ihre Gefühle auszudrücken. Unter Problemen an der Brustwirbelsäule leiden häufig Menschen mit einem geringen Selbstwertgefühl oder solche, die sich für alles verantwortlich fühlen. Über Schmerzen in der Lendenwirbelsäule klagen viele Patienten, denen es schwer fällt, Entscheidungen zu treffen. Beschwerden im Bereich des Kreuzbeins stehen oftmals im Zusammenhang mit Ängsten.

Wenn Wirbelsäule und Psyche in enger Verbindung stehen, bleibt es nicht aus, dass therapeutische Eingriffe auch in die Gefühlswelt eingreifen. Das ist ein Phänomen, das Therapeuten immer wieder beobachten: Plötzlich beginnen die Patienten zu erzählen, Emotionen kommen hoch, längst verschüttet geglaubte Erinnerungen werden wach.

Solche Zusammenhänge treten häufig dann in Erscheinung, wenn immer wieder der gleiche Wirbel verrutscht. Eine dauerhafte Korrektur gelingt in diesen Fällen erst, wenn die innere Blockade überwunden wurde. Das tiefere, seelische Problem hat sich durch Wirbelsäulenprobleme und Gelenkschmerzen ausgedrückt.

Energiemangel und -stau

Viele Menschen betrachten die Wirbelsäule als ein Organ, das gemeinsam mit dem in ihr verlaufenden Nervensystem die im Körper fließende Energie verteilt. Jede Beeinträchtigung dieses Energieflusses führt zu Disharmonien. Am verrutschten Wirbel entsteht ein Energiestau, im zugehörigen Organ ein Energiemangel.

Auswirkung auf andere organische Beschwerden

Zahlreiche organische Beschwerden lassen sich mithilfe der Dorn-Methode lindern oder sogar heilen. Eine ergänzende Behandlung ist in vielen Fällen zumindest einen Versuch wert.

Eine ganzheitliche Methode

Eine Behandlung mit der Dorn-Methode wirkt sich auf den gesamten Körper aus. Die Wirbelkörper bilden die Zwischenwirbellöcher, aus denen die Rückenmarksnerven austreten. Diese Nerven versorgen wiederum alle inneren Organe. So ist jeder Wirbel über das Nervensystem mit ganz bestimmten Organen im Körper verbunden. Nur im Bereich der großen Nervengeflechte überlagern sich die Nervengebiete und eine organische Störung kann mit mehreren Wirbelfehlstellungen zusammenhängen.

Ähnliche Verknüpfungen von inneren Krankheiten mit Störungen im Bereich der Wirbelsäule kennen auch andere Heilsysteme. Am bekanntesten ist die Traditionelle Chinesische Medizin (TCM) mit Akupunktur und Meridianlehre; vergleichbare theoretische Grundlagen liefert die Lehre von den Chakren.

Zuordnung der Wirbel zu organischen Problemen

Fehlstehende Wirbel	Organbezug/ Chakra	Mögliche Beschwerden
Halswirbel		
Atlas (C1)	Kopf; Kronen-Chakra	Kopfschmerzen, Migräne, Bluthochdruck, chronische Müdigkeit, Schwindel
Axis (C2)	Augen, Ohren, Nebenhöhlen; Stirn-Chakra	Nebenhöhlenbeschwerden, Polypen, Augen- und Ohrenleiden

Fehlstehende Wirbel	Organbezug/ Chakra	Mögliche Beschwerden
3. Halswirbel (C3)	Gesichtsnerven, Zähne	Gesichtsnervenschmerzen, Pickel, Akne, Zahnprobleme und -schmerzen, Neuralgie, Tinnitus (Ohrgeräusche)
4. Halswirbel (C4)	Mund, Lippen, Nase, Ohren	Dauerschnupfen, Gehörverlust, aufgesprungene Lippen, verkrampfte Lippenmuskeln, Polypen, Katarrh
5. Halswirbel (C5)	Rachen, Hals, Kehlkopf	Heiserkeit, Halsschmerzen, chronische Erkältung, Kehlkopfentzündung
6. Halswirbel (C6)	Hals, Mandeln	Mandelentzündung, steifes Genick, Oberarmschmerzen, Keuchhusten, Kropf
7. Halswirbel (C7, Vertebra prominens)	Schilddrüse; Hals-Chakra	Schilddrüsenerkrankungen, Erkältung, Schleimbeutel-Erkrankungen in der Schulter, Ängste und Depressionen
Brustwirbel		
1. Brustwirbel (Th1)	Schulter, Nacken, Unterarm, Hand, Finger	Schulter- und Nackenverspannungen, Schmerzen in Unterarm und Hand, Sehnenscheidenentzündung im Unterarm, pelziges Gefühl in den Fingern/Händen
2. Brustwirbel (Th2)	Herz, Brustbein; Herz-Chakra	Herzbeschwerden, Herzrhythmusstörungen, Ängste, Schmerzen im Brustbein
3. Brustwirbel (Th3)	Brust, Brustkorb, Lunge, Bronchien	Bronchitis, Grippe, Rippenfellentzündung, Lungenentzündung, Husten, Atembeschwerden, Asthma
4. Brustwirbel (Th4)	Galle	Gallenleiden, Gelbsucht, seitliche Kopfschmerzen (vom Gallenblasenmeridian)

Fehlstehende Wirbel	Organbezug/ Chakra	Mögliche Beschwerden
5. Brustwirbel (Th5)	Leber, Kreislauf; Solarplexus-Chakra	Leberstörungen, niedriger Blutdruck, Blutarmut, Müdigkeit, Gürtelrose, Kreislaufschwäche, Arthritis
6. Brustwirbel (Th6)	Magen, Bauchspeicheldrüse	Magen- und Verdauungsstörungen, Sodbrennen, Diabetes mellitus, Pankreasstörungen
7. Brustwirbel (Th7)	Zwölffingerdarm, Magen, Bauchspeicheldrüse	Zwölffingerdarmgeschwüre, Magenbeschwerden, Schluckauf, Störungen des Wirbels über längere Zeit, Vitaminmangel, Schwächegefühl
8. Brustwirbel (Th8)	Milz	Milzprobleme, Abwehrschwäche
9. Brustwirbel (Th9)	Nebenniere	Allergien, Nesselausschläge
10. Brustwirbel (Th10)	Niere	Nierenprobleme, unzureichende Salzausscheidung, Arterienverkalkung, chronische Müdigkeit
11. Brustwirbel (Th11)	Haut, Nieren, Harnleiter	Hauterkrankungen wie Akne, Ekzeme, Schuppenflechte
12. Brustwirbel (Th12)	Dünndarm Sakral-Chakra	Dünndarmprobleme, Blähungen, Rheuma, Wachstumsstörungen, Unfruchtbarkeit
Lendenwirbel		
1. Lendenwirbel (L1)	Dickdarm	Darmstörungen, Verstopfung, Durchfall, Darmträgheit
2. Lendenwirbel (L2)	Blinddarm, Bauch	Blinddarmreizung, Krämpfe im Bauch, Übersäuerung, Krampfadern

Fehlstehende Wirbel	Organbezug/ Chakra	Mögliche Beschwerden
3. Lendenwirbel (L3)	Blase, Reproduktionsorgane	Schwangerschaftsstörungen, Menstruationsbeschwerden, Wechseljahrprobleme, Blasenleiden, Knieschmerzen (hängen häufig mit der Blase zusammen), Impotenz, Bettnässen
4. Lendenwirbel (L4)	Ischiasnerv, Prostata	Ischias, Hexenschuss, Prostatastörungen, schmerzhaftes oder zu häufiges Harnlassen
5. Lendenwirbel (L5)	Beine und Füße	Durchblutungsstörungen der Unterschenkel und Füße, kalte Füße, Wadenkrämpfe, Schwellungen der Füße und Beine
Kreuzbein	Ischiasnerv, Unterleib, Hüfte, Gesäß	Ischialgie, Unterleibsprobleme, chronische Verstopfung, Schmerzen in Beinen und Füßen
Steißbein	Enddarm, After; Wurzel-Chakra	Hämorrhoiden, Afterjucken, Schmerzen beim Sitzen

Tabelle: verändert, aus Koch/Steinhauser: Die Dorn-Therapie, Seite 34–39

Grenzen der Dorn-Methode

Den allermeisten Patienten mit Rücken- und Gelenksschmerzen kann durch eine Behandlung mit der Dorn-Methode geholfen werden. Wenn die Behandlung dennoch nicht oder unzureichend anspricht, liegt es sehr selten an der Methode selbst, sondern häufiger daran, dass der Therapeut unzureichend qualifiziert ist oder der Patient zu wenig mitarbeitet.

Wenn die Dorn-Methode nicht hilft

Trotz aller Erfolge kann es sein, dass die Dorn-Methode in einigen wenigen Fällen überhaupt nicht hilft. Die Behandlung bleibt erfolglos und die Beschwerden bessern sich nicht.
Die wichtigsten Ursachen sind:

Der Therapeut beherrscht die Dorn-Methode (noch) nicht richtig

Entgegen anderslautender Versprechungen lässt sich die Dorn-Methode nicht in einem Ein- oder Zwei-Tages-Seminar lernen. Diese Veranstaltungen sind ideal zum Kennenlernen und zur Anwendung im Bekanntenkreis. Therapeuten, die mit der Dorn-Methode arbeiten möchten, brauchen jedoch eine gründlichere Ausbildung und danach regelmäßige Aufbauseminare. Letztlich funktioniert die Dorn-Methode auch nur mit dem entsprechendem Gespür. Die Techniken kann man lernen, doch den glücklichen Daumen muss man haben.

Es ist keine „echte" Dorn-Methode

Leider therapieren auch viele schwarze Schafe mit der Dorn-Methode. Sie beherrschen weder die Griffe noch liegt ihnen etwas am Patienten. Ihnen geht es in erster Linie um den eigenen Geldbeutel. Andererseits gibt es auch gute Therapeuten, die von vorneherein eine falsche Methode gelernt haben. Der Name Dorn-Methode ist nicht geschützt und jeder kann Seminare geben und Techniken lehren, die mit der echten Dorn-Methode nur wenig zu tun haben.

Der Patient arbeitet nicht mit

Hausaufgaben und Selbstübungen sind ein wesentliches Element der Dorn-Methode. Die Gelenke müssen täglich stabilisiert und die Muskeln gekräftigt werden. Ohne die aktive Mitarbeit des Patienten werden die Wirbel schon nach kurzer Zeit wieder verrutschen und die Gelenke wieder subluxieren.

Ungünstige Bewegungs- und Verhaltensmuster werden beibehalten (siehe auch Seite 61f. und Seite 159f.)

Wann Geduld geboten ist

Die Dorn-Methode kann zu einem schnellen Erfolg führen, aber das muss nicht sein. Gelegentlich lassen sich die Wirbel sofort in ihre richtige Position schieben und bleiben auch dort. Wahrscheinlicher ist allerdings, dass der Therapeut den Wirbel nur nach und nach korrigieren kann und eine dauerhaft erfolgreiche Behandlung mehrere Sitzungen erfordert. Wenn der Wirbel endlich seine richtige Position eingenommen hat, sollte mit dem Muskelaufbau begonnen werden. Die Bewegungsmuster und Lebensgewohnheiten des Patienten müssen überprüft und gegebenenfalls verändert werden. Das alles erfordert Zeit. Ein seriöser Therapeut setzt weder sich noch den Patienten unter Zeit- oder Erfolgsdruck.

Viele Patienten leiden schon seit vielen Jahren unter ihren Beschwerden, da braucht auch die Heilung ihre Zeit. Eine Behandlung kann in schwierigen Fällen über Monate oder gar Jahre erfolgen. Hierzu zählen Wirbelsäulenverkrümmungen (Skoliosen), Rundrücken, Gleitwirbel und Höcker. Je nach der Schwere der Erkrankung ist eine Heilung, eine Verbesserung oder zumindest eine Linderung der Beschwerden möglich.

Vorsicht bei schweren Erkrankungen

Bei bestimmten Vorerkrankungen muss sich der Therapeut im Einzelfall für oder gegen den Einsatz der Dorn-Methode entscheiden. Ein besonders umsichtiges, sanftes Vorgehen sollte selbstverständlich sein. Vorsicht ist geboten bei:

- **Tumor- und Krebspatienten**
  Die Behandlung nach Dorn kann sehr gut in die Nachsorge eingebaut werden. Dabei sollten jeweils die zugeordneten Wirbel besonders beachtet werden. Bei Brustkrebs erweist sich die Dorn-Methode als sehr hilfreich; bei Knochenmetastasen hat sich die Breuß-Massage als sehr wohltuend bewährt.

- **Risikoschwangerschaft**
- **Hexenschuss, Bandscheibenvorwölbung und -vorfall**
  Solange der Patient noch laufen kann, ist eine Behandlung nach Dorn möglich und führt oftmals zu einer deutlichen Linderung der Beschwerden. Auch bei leichteren Bandscheibenschäden lassen sich mit der Dorn-Methode immer wieder gute Erfolge erzielen.
- **Ischiasbeschwerden**
- **Osteoporose**
- Patienten, die dauerhaft mit **Kortison** behandelt werden
  Kortison macht die Knochen brüchig, wenn es dauerhaft eingenommen wird.
- Patienten mit einem **künstlichen Hüftgelenk**

Gegenanzeigen

In einigen Fällen ist eine Behandlung mit der Dorn-Methode nicht angebracht. Dazu zählen:

- **Unfallpatienten**
  Nach einem Unfall muss erst ein Arzt feststellen, ob Verletzungen vorliegen. Eine Behandlung nach Dorn ist erst erlaubt, wenn innere Verletzungen verheilt und gebrochene Knochen wieder zusammengewachsen sind.
- **Patienten mit schweren akuten Erkrankungen**
  Akute Gelenkentzündungen sind äußerst schmerzhaft; ein akuter Bandscheibenvorfall muss unter Umständen operiert werden, Migräne-Anfälle sollten erst wieder abklingen.
- **Bettlägerige Patienten**
  Weil die Wirbel und Gelenke in der Bewegung eingerichtet werden, muss sich der Patient zumindest noch bewegen können.
- **Unwillige Patienten**
  Der Patient muss freiwillig zur Behandlung kommen. Nur dann ist er bereit, sich die nötige Zeit zu nehmen, seine Übungen gewissenhaft durchzuführen und den Anweisungen des Therapeuten zu folgen. Ohne die Mitarbeit des Patienten ist eine Heilung nicht möglich.

Praxis- und Übungsteil

Auf den folgenden Seiten finden Sie alle Selbstübungen nach Dorn zur Korrektur der Gelenke, ein Muskelaufbauprogramm (vor allem für die Hüftregion), ausgewählte Dehnübungen sowie Empfehlungen für ein rückengerechtes Verhalten im Alltag und beim Sport.

Bevor es losgeht

Alle in diesem Buch vorgestellten Übungen lassen sich leicht und mit wenig Zeitaufwand durchführen und dienen neben der Linderung von Beschwerden natürlich auch der Vorbeugung. Auch wenn Ihre Schmerzen nachgelassen haben, sollten Sie weiterhin regelmäßig die Übungen durchführen, die Ihnen besonders gut getan haben. Verlieren Sie vor allem die Dorn-Übungen zur Korrektur des Hüftgelenks nicht aus den Augen.

Zeitpunkt und Übungsdauer

Besonders effektiv sind die Gelenksübungen nach Dorn, wenn Sie sie vor dem Schlafengehen ausführen. Danach befindet sich der Körper in der Regel für einige Stunden in einer Ruhephase. Sehnen, Bänder und Muskulatur können sich in dieser Zeit an die korrigierten Gelenke anpassen. Damit wird gewährleistet, dass die Gelenke beim Stehen und Gehen oder anderen Bewegungen in der gewünschten Position verbleiben. Zusätzlich können Sie – gerade in der ersten Zeit – auch tagsüber üben. Entscheidend für den Erfolg ist jedoch, dass Sie die Übungen regelmäßig vor dem Schlafengehen durchführen.

Bis sich die Gelenke an die neue Position gewöhnt haben, vergeht eine gewisse Zeit. Männer sollten in der Regel mindestens drei bis vier Wochen lang üben, Frauen aufgund ihres schwächeren Bindegewebes etwa vier bis sechs Wochen.

Die richtige Durchführung

Bei allen Gelenksübungen können Sie nach folgenden Grundregeln vorgehen: Winkeln Sie das zu behandelnde Gelenk im 90-Grad-Winkel ab. Üben Sie Druck auf das Gelenk aus und strecken Sie es unter Beibehaltung des Drucks wieder durch. Drücken Sie nicht zu stark. Ein leichter Druck Richtung Gelenk reicht völlig aus. Achten Sie auf eine harmonische Atmung; optimalerweise atmen Sie beim Strecken der Gelenke aus. Wenn Sie die Übung abgeschlossen haben, gehen Sie ohne Druck wieder in die Ausgangsstellung. Wiederholen Sie die einzelnen Übungen je ca. fünfmal. Üben Sie ruhig, locker und gleichmäßig.

Vorsicht bei Schmerzen

Zwingen Sie sich nie zu einer bestimmten Übung, wenn Ihnen die Durchführung schwer fällt. Besonders wichtig: Üben Sie nicht weiter, wenn sich der Schmerz während der Ausführung verstärkt. Sollten im Laufe des Übungsprogramms vermehrt Beschwerden auftreten, ist es ratsam, einen entsprechenden Therapeuten zu Rate zu ziehen. Auch wenn Sie bezüglich des korrekten technischen Ablaufs einer Übung unsicher sind, wenden Sie sich im Zweifelsfall an einen ausgebildeten Therapeuten, und lassen sich die Übung noch einmal beschreiben oder zeigen.

Kräftigungsübungen

Neben den Selbstkorrekturübungen nach Dorn enthält der Übungsteil auch Kräftigungsübungen, insbesondere für die Hüftregion. Diese sind besonders wichtig, um die korrigierten Gelenke dauerhaft in ihrer neuen Position zu halten. Denn solange die Muskulatur im Bereich der Hüfte nicht kräftig genug ist, besteht die Gefahr, dass die Gelenke immer wieder in ihre fehlerhafte Position zurückrutschen.

Das Sprunggelenk

Häufiges Umknicken, Unsicherheit beim Gehen oder Schmerzen im Sprunggelenk sind Indizien dafür, dass eine Fehlstellung im Sprunggelenk vorliegt. Diese kann auch zu einer Verlängerung des Beins führen. Die Sprunggelenkskorrektur schafft hier schelle Abhilfe.

Selbstübung zur Sprunggelenkskorrektur nach Dorn

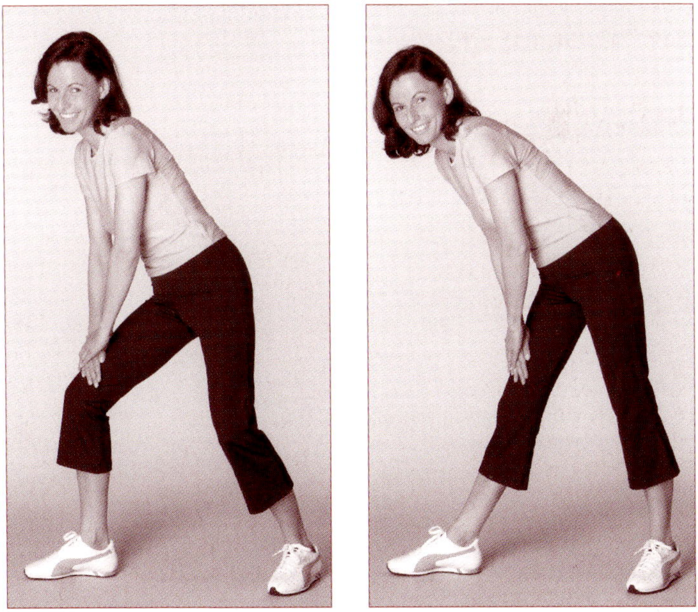

Abb. 1a + b: Korrektur des Sprunggelenks

Ausgangsposition: Stellen Sie sich mit schulterbreit gegrätschten Beinen auf den Boden (Abb. 1a, S. 121).
Ausführung: Verlagern Sie Ihr Körpergewicht auf das Übungsbein und winkeln Sie es etwas ab. Nun schieben Sie das Knie etwas nach vorne, indem Sie das Gewicht in Richtung Zehenspitzen verlagern. Drücken Sie das Knie langsam wieder durch. Verlagern Sie dabei Ihr Eigengewicht etwas auf die Ferse und gehen Sie zurück in die Ausgangsstellung (Abb. 1b, S. 121). Die Fußsohle bleibt während der ganzen Übung auf dem Boden. Einige Male wiederholen und dann mit dem anderen Bein üben.
Hinweis: Vermeiden Sie ruckartige Bewegungen und überstrecken Sie das Bein nicht.
Variante: Sie können die Wirkung der Übung verstärken, indem Sie mit beiden Händen oberhalb des Knies leicht auf den Oberschenkel nach unten Richtung Sprunggelenk drücken. Dann ziehen Sie das Knie unter Aufrechterhaltung von leichtem Druck wieder zurück, während Sie das Gewicht auf die Ferse verlagern und das Bein sanft nach hinten durchdrücken.
Tipp: Ein gutes Zusatztraining für das Sprunggelenk ist das Rückwärtsgehen. Durch die Fußbewegung beim Rückwärtsgehen trainieren Sie den Muskel- und Bandapparat und sichern die Funktionalität im oberen Sprunggelenk. Bauen Sie diese Übung am besten einfach in den Alltag ein.

Das Kniegelenk

Kniebeschwerden zählen zu den häufigsten orthopädischen Problemen. Das Beschwerdebild kann vielfältig sein und von der Kniegelenksarthrose über Meniskusschäden bis hin zu einer Überdehnung des Bandapparats reichen. Bei all diesen Problemen kann die Kniegelenkskorrektur bei regelmäßiger Anwendung Linderung verschaffen.

Kniegelenkskorrektur nach Dorn

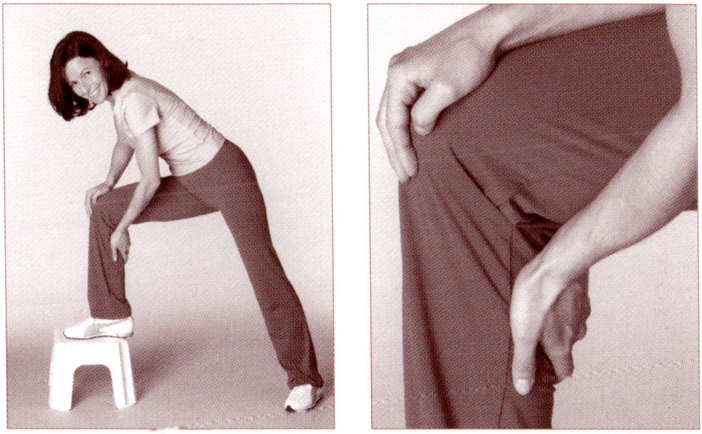

Abb. 2a + b: Korrektur des Kniegelenks

Ausgangsposition: Beugen Sie ein Knie an, bis Unterschenkel und Oberschenkel einen 90-Grad-Winkel bilden (2a + b). Am besten stellen Sie dafür das zu behandelnde Bein auf einen Schemel oder eine Treppenstufe.
Ausführung: Drücken Sie dann mit einer Hand auf die Kniescheibe mit Druckrichtung nach hinten unten, mit der anderen auf den oberen Teil der Wade mit Druckrichtung nach vorne. Strecken Sie nun unter Beibehaltung des Drucks beider Hände das Bein nach hinten durch. Auf die andere Seite wechseln.
Hinweis: In der vollen Streckung kann ein Spannungsgefühl in der Wade oder in der Muskulatur des hinteren Oberschenkels auftreten. Üben Sie deshalb vorsichtig und versuchen Sie, eine Überstreckung im Gelenk zu vermeiden.

Das Hüftgelenk

Die Behandlung des Hüftgelenks nimmt bei der Dorn-Methode eine zentrale Rolle ein (siehe auch Kapitel „Das Problem der unterschiedlichen Beinlängen“ ab Seite 35).

Denn Beinlängendifferenzen, die zu diversen Beschwerden führen können, gehen fast immer mit Fehlstellungen der Hüftgelenke einher. Ein Hauptgrund dafür ist der Bewegungsmangel, unter dem wir modernen Büromenschen meist leiden. Mit der Zeit werden die Muskeln, die die Hüftgelenke stabilisieren, zu schwach, um ihre Funktion noch ausreichend erfüllen zu können. Durch falsche Bewegungsmuster, unsachgemäße Sitzhaltungen, falsches Dehnen und Stürze kommt es dann zu Fehlstellungen der Hüfte.

Das Beschwerdebild kann in der Folge breit gefächert sein: Es reicht von Schmerzen direkt in den Gelenken über Schmerzen in der Leistengegend bis hin zu Beschwerden, die in Bein- und Lendengegend ausstrahlen können. Durch einen Beckenschiefstand baut sich häufig ein Spannungsverhältnis auf, das das Kreuzbein verkanten lässt und zu vermehrten Problemen vor allem im Lendenwirbelbereich führt. Auch während der Nachtruhe können Schmerzen im Hüftbereich auftreten; in vielen Fällen fühlt sich das Gelenk blockiert an. Schließlich kann es auch zu Bewegungseinschränkungen beim Gehen kommen. Mit der Selbstübung nach Dorn richten Sie das Hüftgelenk in der Gelenkpfanne am Becken ein. Führen Sie die Übung am besten immer aus, wenn Sie eine Haltung längere Zeit eingenommen haben – nach dem Aufstehen, nach längerem Sitzen, nach Autofahrten, etc.

Selbstübung zur Hüftgelenkskorrektur nach Dorn

Ausgangsposition: Legen Sie sich auf einer weichen Unterlage auf den Rücken – z.B. auf eine Gymnastikmatte, aber auch ein Bett ist geeignet.

Ausführung: Winkeln Sie ein Bein an, bis der Oberschenkel im 90-Grad-Winkel zum Rumpf steht (Abb. 3a). Halten Sie den Unterschenkel parallel zum Rumpf. Das andere Bein liegt ausgestreckt auf der Unterlage. Fassen Sie nun mit der Hand unter den Oberschenkel, direkt unterhalb des Pos am Beginn des Oberschenkels (Abb. 3b). Es ist nicht notwendig die ganze Hand um den Oberschenkel zu

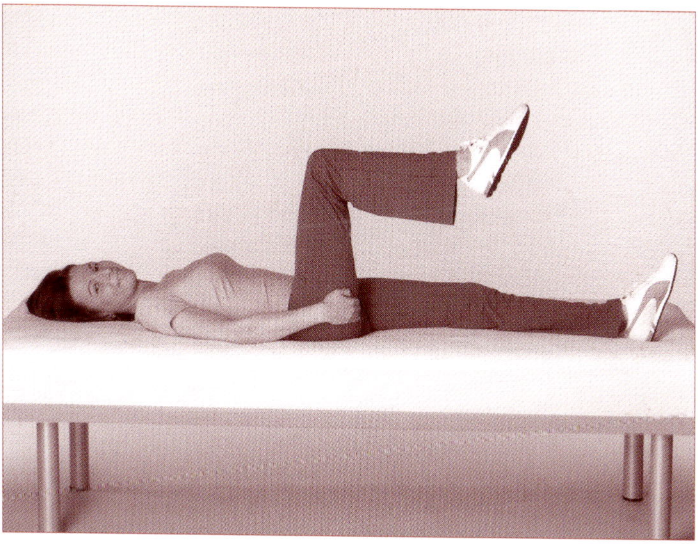

Abb. 3a: Hüftgelenkskorrektur im Liegen

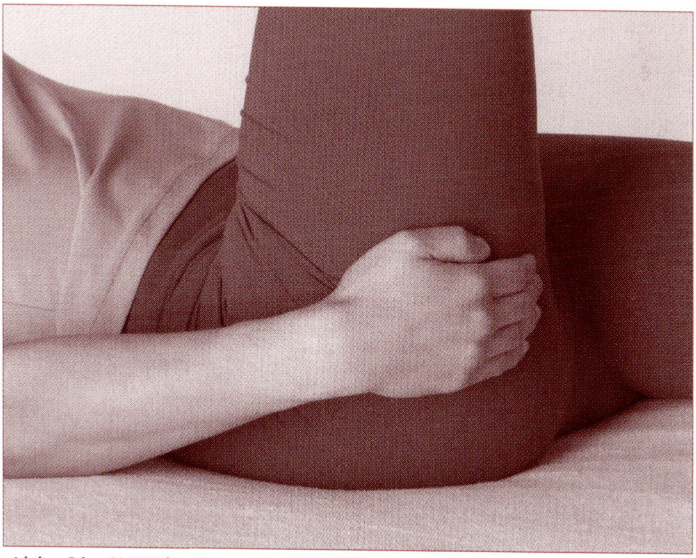

Abb. 3b: Korrekte Handhaltung bei der Hüftgelenkskorrektur

legen. Wichtig ist vielmehr die Hebelwirkung und der Gegendruck der Finger zum Oberschenkel. Mit Zug in Richtung Kopf strecken Sie nun das Bein in einer bogenförmigen Bewegung aus und legen es ab. Mit dem anderen Bein wiederholen.

Hinweis: Ziehen Sie nicht zu stark, ein leichter Druck gegen den Oberschenkel reicht völlig aus. Halten Sie den Druck mit der Hand aufrecht, bis das Bein komplett abgelegt ist. Für eine optimale Wirkung der Übung sollten Sie nicht zu hoch und nicht zu tief greifen. Atmen Sie beim Hochnehmen des Beines ein und beim Ablegen des Beines aus. Achten Sie auf einen flüssigen Bewegungsablauf.

Variante: Wenn Sie Ihre Hand nicht richtig am Oberschenkel positionieren können – z.B., weil Ihr Arm zu kurz ist –, empfiehlt sich die Handtuch-Methode. Legen Sie dafür ein zusammengerolltes Handtuch um den Oberschenkel direkt unterhalb des Pos. Halten Sie das Handtuch an den Enden fest, ziehen Sie leicht Richtung Kopf und legen Sie das Bein unter Aufrechterhaltung des Zuges zum anderen Bein hin ab. Da Sie mit der konventionellen Methode exakter üben können, sollten Sie die Handtuch-Variante nur einsetzen, wenn die oben genannten Schwierigkeiten auftreten.

Selbstübung zur Hüftgelenkskorrektur im Stehen

Die Selbstkorrektur des Hüftgelenks kann auch im Stehen durchgeführt werden. Diese Variante bietet sich insbesondere an, wenn das Hüftgelenk durch längeres Sitzen oder Autofahren beansprucht wurde, Sie sich aber nicht hinlegen können.

Ausgangsposition: Stellen Sie sich aufrecht auf den Boden.

Ausführung: Heben Sie ein Bein im rechten Winkel an (Abb. 4). Fassen Sie nun mit der Hand direkt unterhalb des Pos unter den Oberschenkel. Die Hand befindet sich wieder dort, wo das Gesäß aufhört und der Oberschenkel anfängt. Bringen Sie jetzt das Bein neben das andere auf den

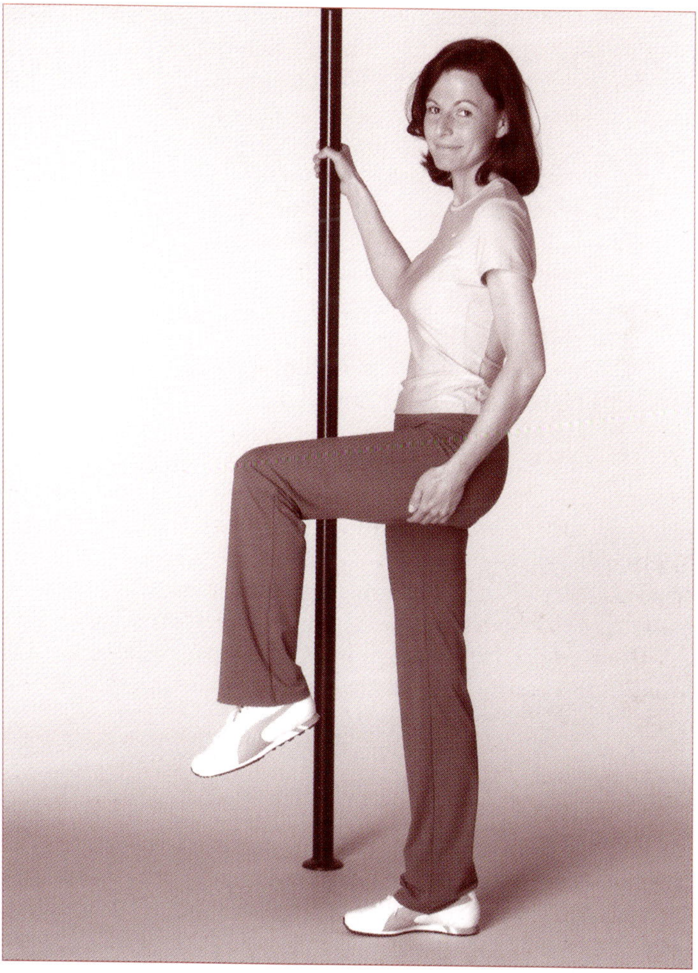

Abb. 4: Hüftgelenkskorrektur im Stehen

Boden, während Sie mit der Hand mit leichtem Druck nach oben Richtung Kopf ziehen. Achten Sie beim Ausführen der Übung auf eine aufrechte Körperhaltung. Am Bewegungsende sollte der Fuß direkt neben dem anderen zum Stehen kommen. Stützen Sie sich während der Übung ab, um nicht aus dem Gleichgewicht zu geraten. Nach längeren Autofahrten eignet sich dafür z.B. das Autodach.

Hinweise: Die Übung im Stehen kann die Variante im Liegen nicht vollständig ersetzen. Wenn Sie die Übung im Liegen vor dem Schlafengehen ausführen, können sich die Muskeln, Sehnen und Bänder in Ruhe an die korrigierte Position der Hüfte anpassen.

Menschen mit einem künstlichen Hüftgelenk können beide Varianten der Übung problemlos durchführen.

Kräftigungsübungen für die Hüftregion

Um die Hüftgelenke nach der Korrektur mit der Dorn-Übung langfristig in der richtigen Position zu halten, müssen die Muskeln in diesem Bereich gekräftigt werden. Andernfalls besteht die Gefahr, dass die Hüfte immer wieder in die gewohnte Fehlstellung zurückgleitet. Ein Muskelaufbauprogramm ist auch deshalb wichtig, da sich bei Fehlstellungen der Hüfte die umgebende Muskulatur mit der Zeit verkürzt und zurückbildet. Mit den Kräftigungsübungen wird hier gegengesteuert und der Muskelstoffwechsel angeregt.

Übertreiben Sie gerade am Anfang nicht, sondern steigern Sie die Zahl der Wiederholungen langsam und kontinuierlich. Lassen Sie möglichst keine Übung aus. Wenn Sie unter einer Hüftgelenksarthrose leiden, können beim Üben leichte Schmerzen auftreten. Falls die Beschwerden stärker werden, wenden Sie sich bitte an Ihren Arzt oder Therapeuten.

Beinanziehen (Adduktion)

Ausgangsposition: Stehen Sie aufrecht und stützen Sie sich seitlich ab, z.B. an einem Stuhl oder einer Tür. Die

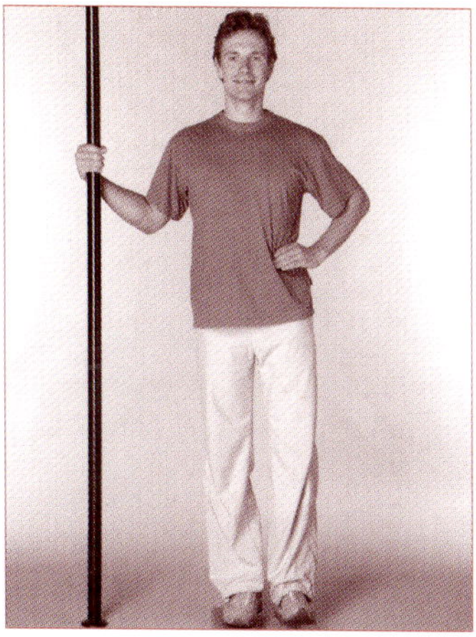
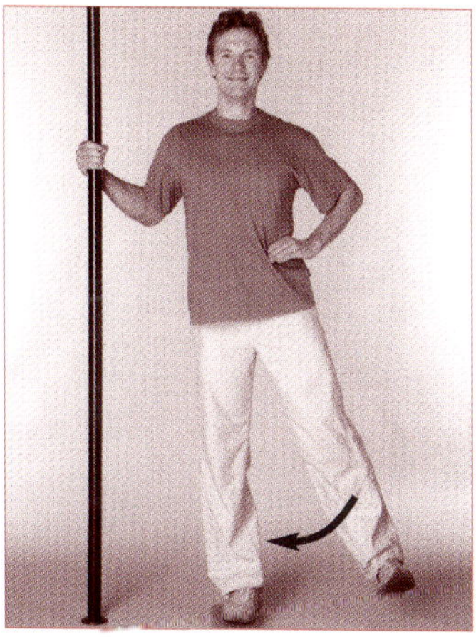

Abb. 5a + b: Beinanziehen

Füße stehen hüftbreit auseinander, die Zehenspitzen zeigen nach vorn. Halten Sie den Oberkörper gerade.
Ausführung: Stellen Sie sich mit dem rechten Bein auf ein Brettchen oder ein Telefonbuch und legen Sie die linke Hand am Beckenknochen an (Abb. 5a). Winkeln Sie den linken Fuß an. Strecken Sie das Bein zur Seite (Abb. 5b) und ziehen Sie es langsam an den Körper heran; den Rumpf dabei nicht mitbeugen. Die Endstellung ist erreicht, wenn Sie spüren, dass Ihnen der Hüftknochen an der Hand entgegenkommt. Nach 5–7 Wiederholungen auf die andere Seite wechseln.
Hinweis: Atmen Sie beim aktiven Teil ein und beim Zurückziehen wieder aus. Vermeiden Sie eine Pressatmung.

Beinsenken (Retroversion des Oberschenkels)

Ausgangsposition: Stellen Sie sich wieder aufrecht hin und stützen Sie sich seitlich ab. Die Füße stehen hüftbreit auseinander, die Zehenspitzen zeigen nach vorn.
Ausführung: Stellen Sie sich mit dem rechten Bein auf ein Brettchen oder ein Telefonbuch und legen Sie die linke Hand in die Lendenwirbelsäule (Abb. 6a, S. 130). Strecken

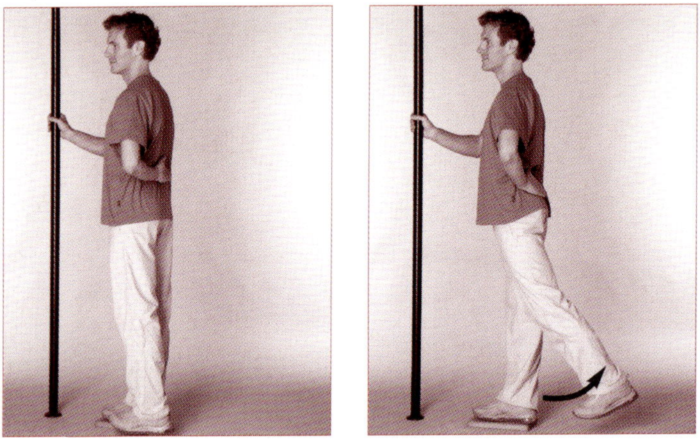

Abb. 6a + b: Beinsenken

Sie das linke Bein gestreckt nach hinten. Der Oberkörper bleibt dabei aufrecht (Abb. 6b). Sobald Sie den Gesäßmuskel an der Hand spüren, ist die Endposition erreicht. 5–7mal wiederholen und auf die andere Seite wechseln.
Hinweise: Halten Sie den Körper aufrecht und vermeiden Sie ein Hohlkreuz. Atmen Sie regelmäßig ein und aus.

Beinabspreizen (Abduktion)

Diese Übung entspricht im Ablauf der Übung „Beinanziehen", wobei das Übungsbein beim Abspreizen angespannt und beim Anziehen locker zurückgeführt wird.
Ausgangsposition: Stehen Sie aufrecht und stützen Sie sich seitlich ab. Die Füße stehen hüftbreit auseinander, die Zehenspitzen zeigen nach vorn. Halten Sie den Oberkörper gerade.
Ausführung: Stellen Sie sich mit dem rechten Bein auf ein Brettchen oder ein Telefonbuch und legen Sie die linke Hand am Beckenknochen an (Abb. 7a). Winkeln Sie den linken Fuß an. Spreizen Sie das Bein zur Seite ab (Abb. 7b); den Rumpf dabei nicht mitbeugen. Nach 5–7 Wiederholungen auf die andere Seite wechseln.

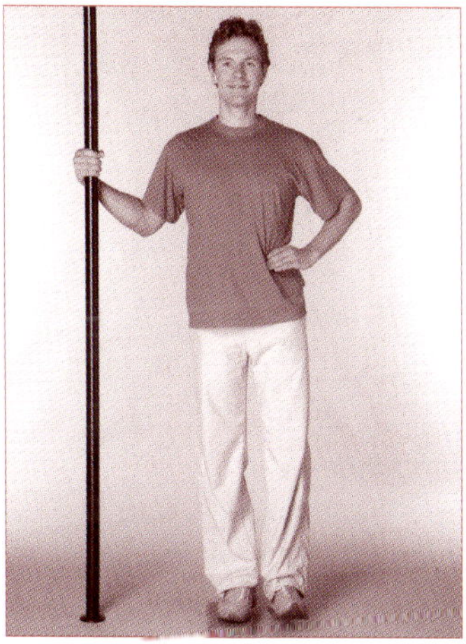
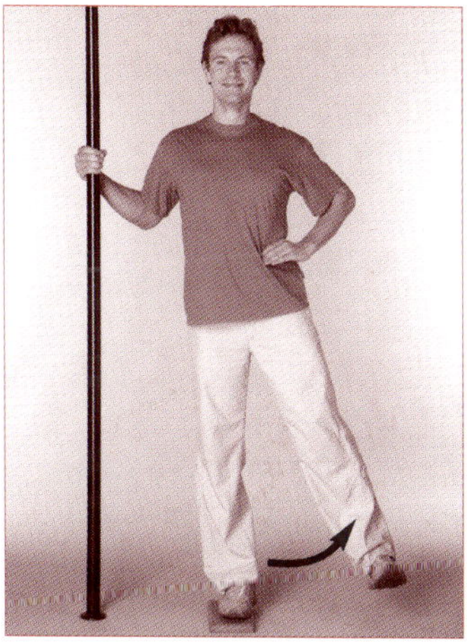

Abb. 7a + b: Beinabspreizen

Beinheben

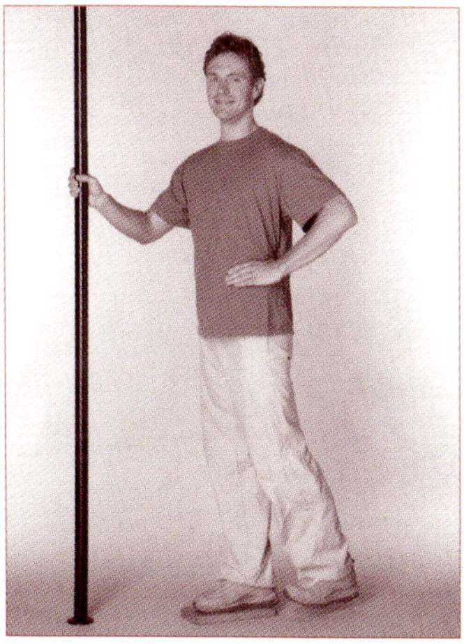
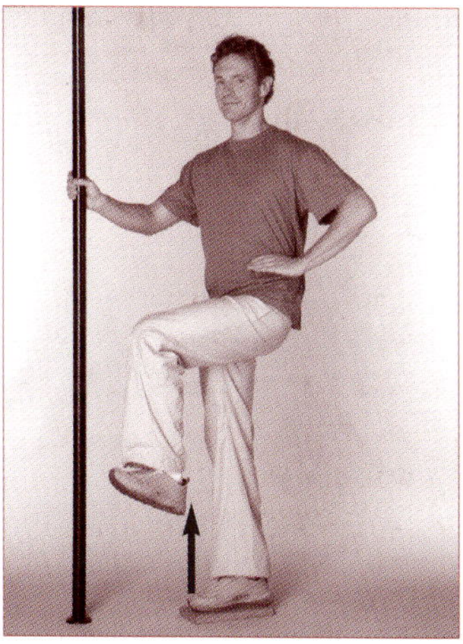

Abb. 8a + b: Beinheben

Ausgangsposition: Stellen Sie sich aufrecht hin und stützen Sie sich wieder ab. Der Oberkörper ist aufrecht, die

Füße stehen parallel zueinander. Ziehen Sie das Kinn zur Brust, damit sich die Halswirbelsäule streckt.
Ausführung: Bewegen Sie das gestreckte Bein etwas nach hinten (Abb. 8a, S. 131) und beugen Sie es dann im 90-Grad-Winkel nach vorne oben (Abb. 8b, S. 131). Der Unterschenkel ist dabei gestreckt. Versuchen Sie den Rumpf während der Übung ruhig zu halten.

Hüftstabilisierung mit Ball oder Handtuch

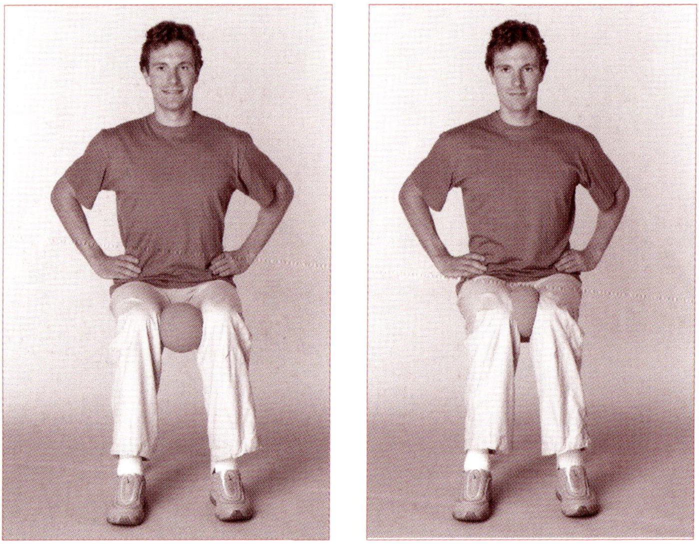

Abb. 9a + b: Hüftstabilisierung mit Ball

Ausgangsposition: Setzen Sie sich mit aufrechtem Oberkörper auf das vorderste Drittel der Sitzfläche eines Hockers. Die Füße stehen parallel, die Fußspitzen zeigen nach vorn. Die Beine stehen hüftbreit auseinander.
Ausführung: Legen Sie einen kleinen Softball oder ein zusammengelegtes Handtuch zwischen die Knie (Abb. 9a). Drücken Sie den Ball bzw. das Handtuch zusammen (Abb. 9b). 5–7-mal wiederholen.

Die Fingergelenke

Bei Schmerzen in den Fingergelenken, Kraftlosigkeit, Gicht bzw. Arthrose in den Händen oder verschobenen Fingergelenken empfiehlt sich diese Selbstkorrekturübung. Sie kann an allen Fingergelenken nach dem gleichen Schema durchgeführt werden.

Selbstübung zur Fingergelenkskorrektur nach Dorn (am Beispiel des Zeigefingers)

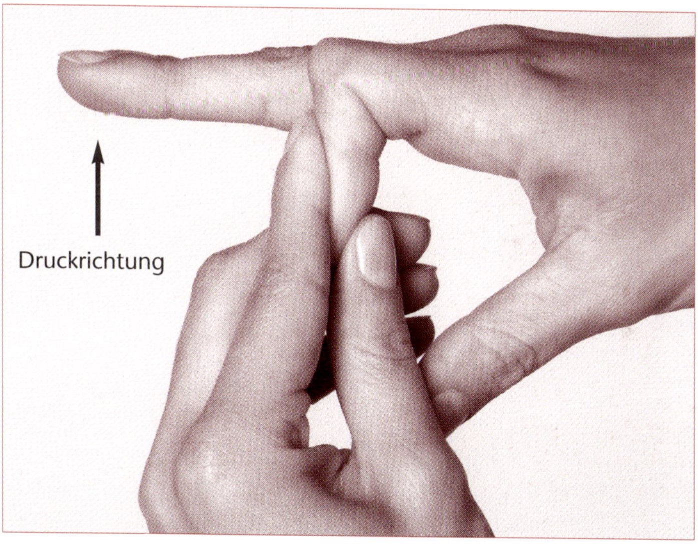

Abb. 10: Fingergelenkskorrektur

Ausführung: Winkeln Sie das Fingergelenk um 90 Grad ab (Abb. 10) und bringen Sie es unter leichtem Druck in Richtung Gelenk wieder in die Streckung.
Hinweis: Bei akuten Gichtanfällen in Händen und Fingern sollten Sie die Übung nicht durchführen.
Tipp: Vermeiden Sie es, mit den Fingern zu knacken – Sie schaden damit Ihren Gelenken.

Selbstübung zur Daumengrundgelenkskorrektur nach Dorn

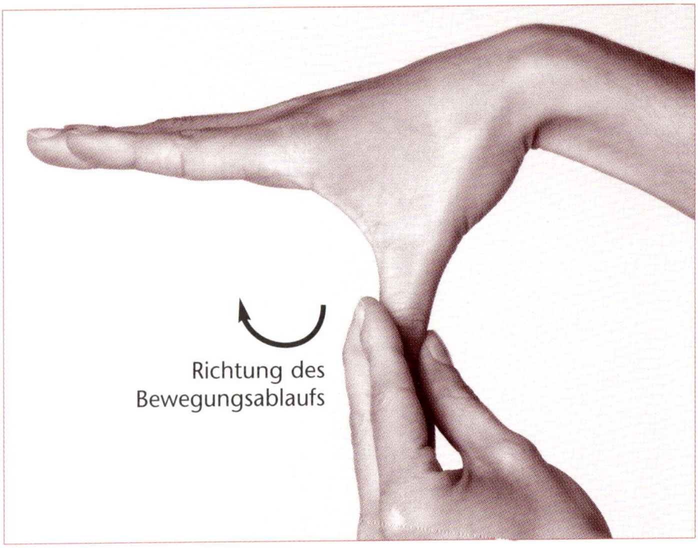

Abb. 11: Daumengrundgelenkskorrektur

Ausführung: Bilden Sie zwischen Daumen und Zeigefinger einen 90-Grad-Winkel (Abb. 11). Legen Sie den Daumen mit Druckrichtung zum Gelenk in einer halbkreisförmigen Bewegung an den Zeigefinger an.

Das Handgelenk

Bei allen Beschwerden im Handgelenk, bei Verstauchungen nach Stürzen und bei Überlastungen des Handgelenks (etwa durch schweres Heben oder lange Schreibarbeiten am Computer) empfiehlt sich die Übung zur Handgelenkskorrektur.

Selbstübung zur Handgelenkskorrektur nach Dorn

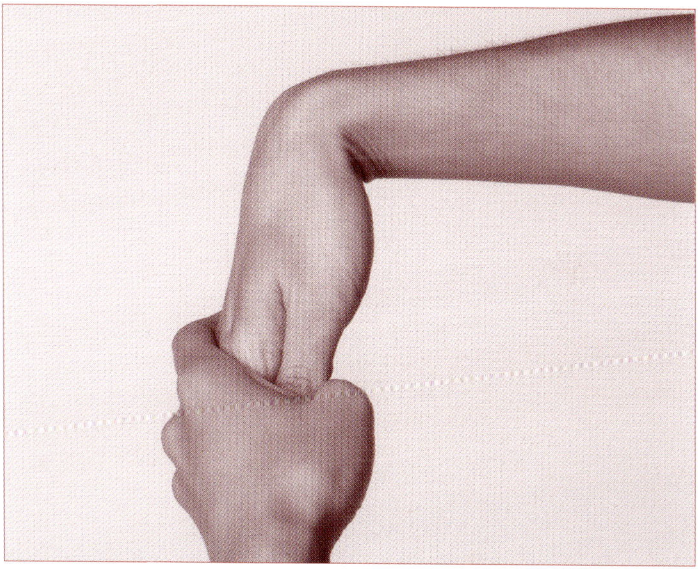

Abb. 12: Handgelenkskorrektur

Ausführung: Winkeln Sie das Handgelenk um ca. 90 Grad ab (Abb. 12). Üben Sie mit der anderen Hand Druck Richtung Handgelenk aus und strecken Sie die Hand unter gleich bleibendem Druck wieder.
Achtung: Gehen Sie nicht über die Gerade hinaus.

Das Ellenbogengelenk

Beschwerden wie Schmerzen beim Bewegen des Unterarmes und beim Drehen der Hand sind, ebenso wie der so genannte Tennisellenbogen (Epicondylitis), Hinweise für eine Fehlstellung des Ellenbogengelenks. Hier kann die Selbstkorrekturübung hilfreich sein.

Selbstübung zur Ellenbogenkorrektur nach Dorn

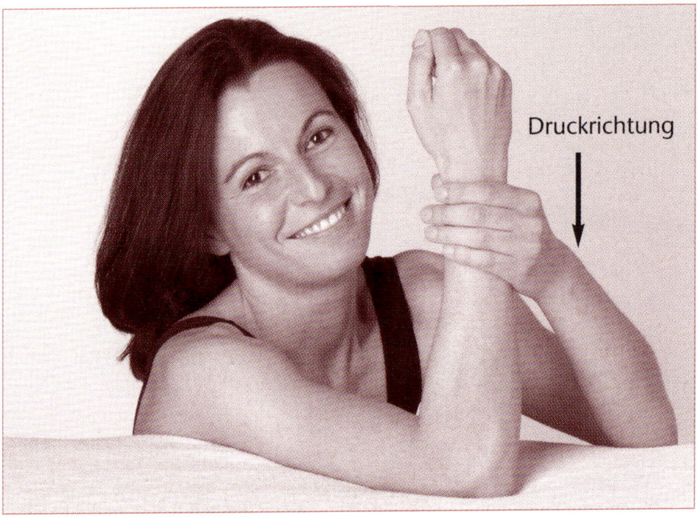

Abb. 13: Ellenbogenkorrektur

Ausgangsposition: Legen Sie den Oberarm auf einer Unterlage ab, zum Beispiel auf einem Tisch. Die Handinnenfläche zeigt Richtung Gesicht.
Ausführung: Winkeln Sie den Arm im Ellenbogengelenk um 90 Grad ab. Üben Sie nun mit der anderen Hand über den Unterarm Druck Richtung Gelenk aus und strecken Sie den Arm (Abb. 13).
Tipp: Legen Sie für diese Übung eine weiche Auflage unter den Ellenbogen. So vermeiden Sie Schmerzen am Knochen des Ellenbogengelenks.
Variante: Alternativ können Sie die Übung auch mit nach außen gerichteter Handinnenfläche durchführen.

Das Schultergelenk

Bei Bewegungseinschränkungen im Bereich der Arme, verspannten Muskeln im Schulter-/Nackenbereich oder Schulterschmerzen kann es sinnvoll sein, eine Korrektur des Schultergelenks nach Dorn vorzunehmen. Sollten sich die Schmerzen mittelfristig nicht bessern, muss überlegt werden, ob Fehlstellungen der Wirbel in anderen Bereichen als Ursache dafür infrage kommen.

Schultergelenkskorrektur nach Dorn

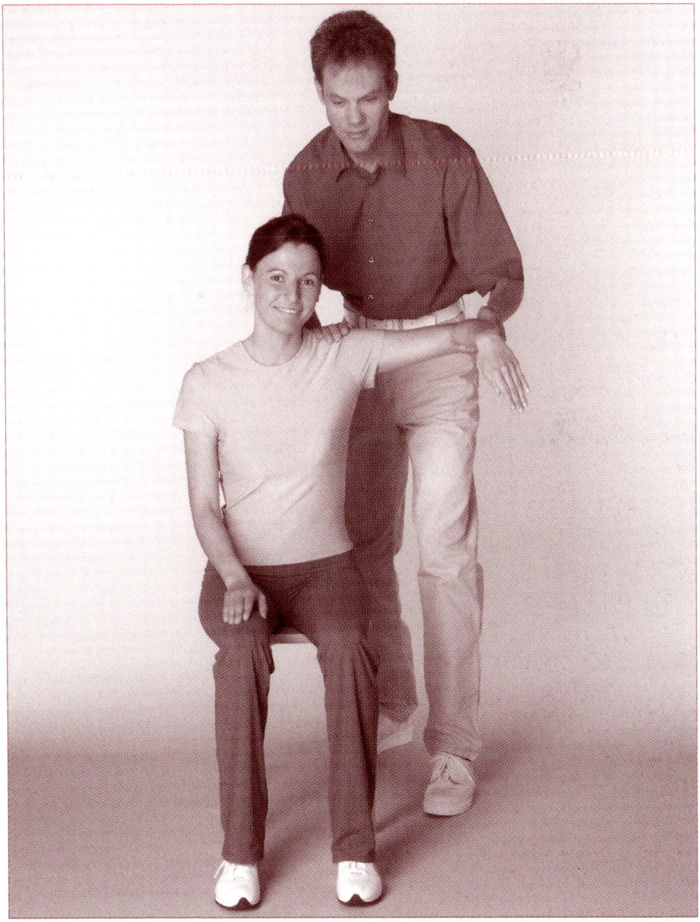

Abb. 14: Schultergelenkskorrektur

Zur Ausführung dieser Übung brauchen Sie einen Partner, der Sie behandelt.

Ausgangsposition: Setzen Sie sich mit locker herunterhängenden Armen auf einen Stuhl. Der Behandler steht links hinter Ihnen.

Ausführung: Für die Korrektur des linken Schultergelenks legt der Behandler seine rechte Hand von oben auf Ihre Schulter. Mit der linken Hand umfasst er den Ellenbogen winkelt den Arm um 90 Grad ab. Der Oberarm liegt jetzt waagerecht (Abb. 14, S. 137). Nun drückt der Behandler mit der linken Hand in Richtung Schultergelenk, während er mit der rechten Hand die Schulter stabilisiert. Unter Aufrechterhaltung des Drucks wird der Arm an den Oberkörper herangeführt. Zur Korrektur der anderen Seite wechselt der Behandler nach rechts hinten und legt die linke Hand auf die Schulter des „Patienten".

Hinweis: Gehen Sie nicht über die Schmerzgrenze hinaus. Wenn das Gelenk schmerzt, noch bevor Sie den 90-Grad-Winkel erreicht haben, winkeln Sie den Arm entsprechend weniger ab.

Variante: Die Ausgangsposition ist identisch mit der der Grundübung. Allerdings legt der Behandler jetzt die rechte Hand von hinten oben gegen Ihre Schulter. Er fasst nun wieder mit der linken Hand Ihren Ellenbogen und führt den Arm nach vorne, bis Oberkörper und Oberarm im 90-Grad-Winkel stehen. Mit Druck wird der Arm nach hinten Richtung Schulter an den Oberkörper herangeführt. Dabei stabilisiert die rechte Hand an der Schulterhöhe, damit Ihre Schulter nicht nach oben ausweichen kann.

Massagetechnik für den Trapezmuskel

Kaum eine Muskelpartie ist so häufig verspannt wie die Schulter- und Nackenregion. Durch regelmäßige Selbstmassage können Sie jedoch Verspannungen abbauen und Schmerzen lindern. Wenn Sie die falsche Technik anwenden, können Sie sich noch mehr verspannen; deshalb ist eine korrekte Ausführung besonders wichtig.

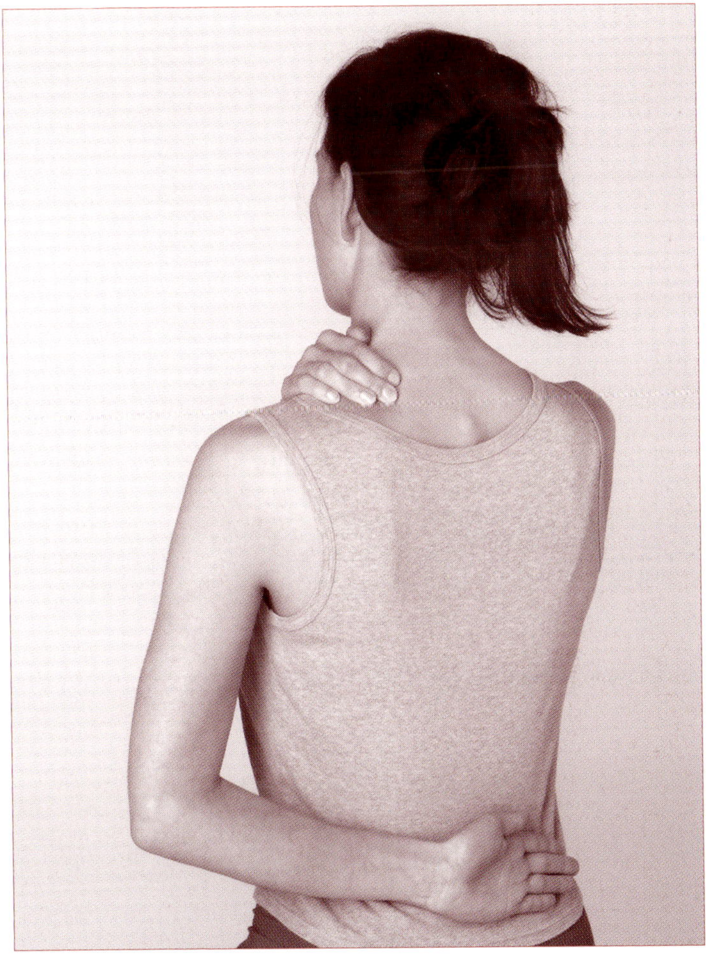

Abb. 15: Massage des Trapezmuskels

Ausgangsposition: Die Selbstmassage kann im Sitzen oder im Stehen durchgeführt werden.

Ausführung: Legen Sie zur Massage der linken Seite den linken Arm hinten an den unteren Rücken an. Massieren Sie nun den Muskel mit kreisenden Bewegungen der rechten Hand (Abb. 15). Zusätzlich können Sie den Muskel mit

Ihren Fingerspitzen auch nach vorne ziehen. Die rechte Seite nach dem gleichen Prinzip behandeln.

Das Kiefergelenk

Die Palette der Beschwerden im Kiefergelenk reicht von Problemen beim Kauen, Verspannungen der Kiefermuskulatur bis hin zu Schmerzen beim Öffnen und Schließen des Mundes und Kopfschmerzen.

Häufig ist ein falscher Biss der Grund für Verspannungen der Kiefermuskulatur und sogar für Schmerzen in der Halswirbelsäule, die bis in die Schultern und Arme ausstrahlen können. In diesem Fall hilft nur eine zahnärztliche Behandlung. Aber auch unbewusste Aggressionen und damit verbundenes nächtliches Zähneknirschen führen zu Kiefergelenksproblemen. Die Selbstübung zur Kiefergelenkskorrektur sowie eine regelmäßige Massage des Kaumuskels (M. masseter) verschaffen hier Linderung.

Selbstübung zur Kiefergelenkskorrektur nach Dorn

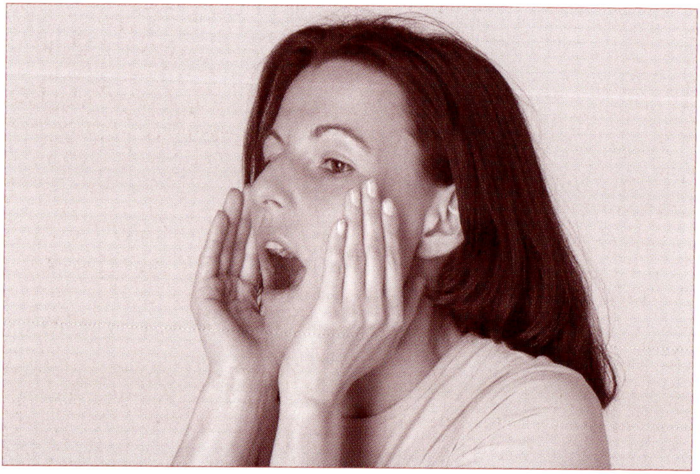

Abb. 16: Kiefergelenkskorrektur

Ausführung: Öffnen Sie den Mund, so weit Sie können. Legen Sie Ihre Handballen an den Unterkiefer und die Daumen an die Kieferwinkel. Drücken Sie nun mit den Handballen nach oben und halten Sie gleichzeitig mit dem Kiefer leicht dagegen (Abb. 16). Schließen Sie unter Druck langsam den Mund. Dabei drücken Sie den Kiefer zunächst nach oben und in der letzten Phase nach hinten.

Massagetechnik für den Massetermuskel

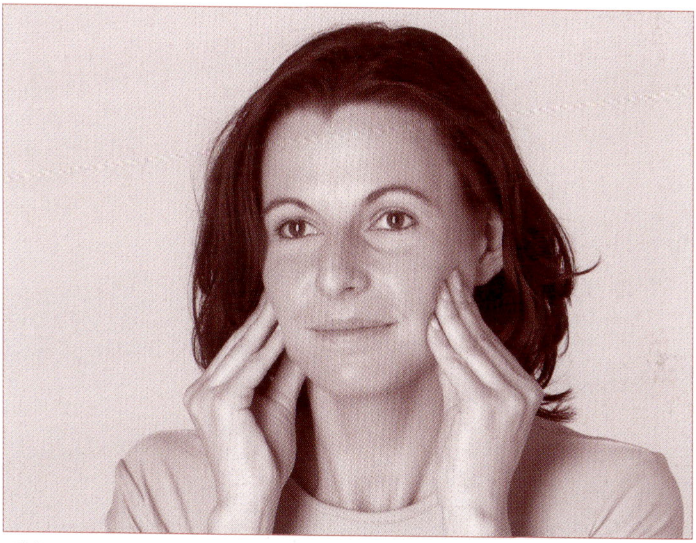

Abb. 17: Massage des Massetermuskels

Ausführung: Öffnen Sie leicht den Mund. Drücken Sie mit den vorderen Fingergelenken flach auf die Wangen. Massieren Sie nun mit kreisenden Bewegungen die Kiefermuskeln (Abb. 17).

Hinweis: Setzen Sie während der Massage auch die Stimme ein, indem Sie z.B. summen. Der Mund bleibt dabei aber immer locker geöffnet. Sie erhöhen dadurch den Entspannungseffekt.

Die Halswirbelsäule (HWS)

Leichte Schmerzen in der Halswirbelsäule oder Verspannungen der Nackenmuskulatur lassen sich mit der Halswirbelübung nach Dorn gut reduzieren. Die Übung kann auch zur Vorbeugung, z.B. morgens nach dem Aufstehen, angewandt werden.

Selbstübung zur Korrektur der Halswirbelsäule nach Dorn

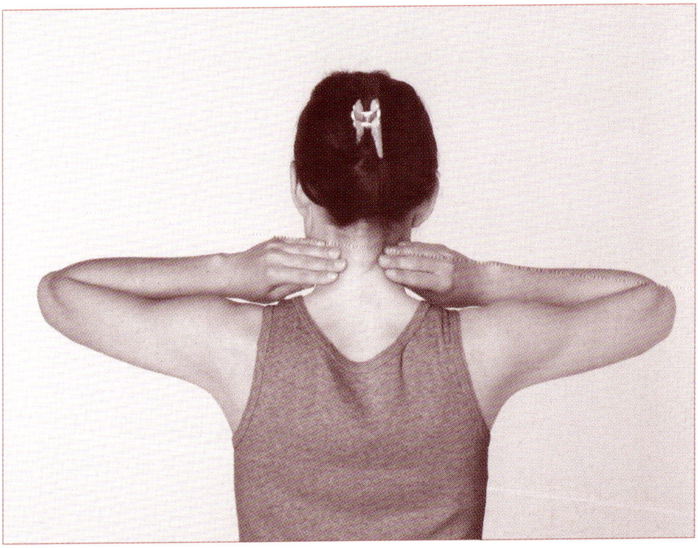

Abb. 18: Korrektur der Halswirbelsäule

Ausgangsposition: Legen Sie die vorderen Fingerglieder beider Hände links und rechts der Halswirbelsäule flach und leicht seitlich auf die Nackenmuskeln (Abb. 18).
Ausführung: Beginnen Sie mit der Behandlung direkt unterhalb der Schädelbasis. Streichen Sie die Muskulatur unter leichten, gleichmäßigen Drehbewegungen des Kopfes von oben nach unten aus. Der Druck der flach aufliegen-

den Finger ist nach vorne Richtung Hals ausgerichtet. Einige Male wiederholen.
Tipp: Die Halswirbelsäule kann vor der Übung leicht mit einem Massageöl eingerieben werden.

Die Brust- (BWS) und Lendenwirbelsäule (LWS)

Für Brust- und Lendenwirbelsäule gibt es keine Selbstübungen nach Dorn. Um Fehlstellungen der Wirbel zu beseitigen, sollten Sie sich in die Hand eines erfahrenen Dorn-Therapeuten begeben. Dennoch gibt es gezielte Übungen, mit denen Sie die Wirbelzwischenräume entlasten und einer Hohlkreuzhaltung entgegenwirken können.

Streckung der Lendenwirbelsäule, Variante 1

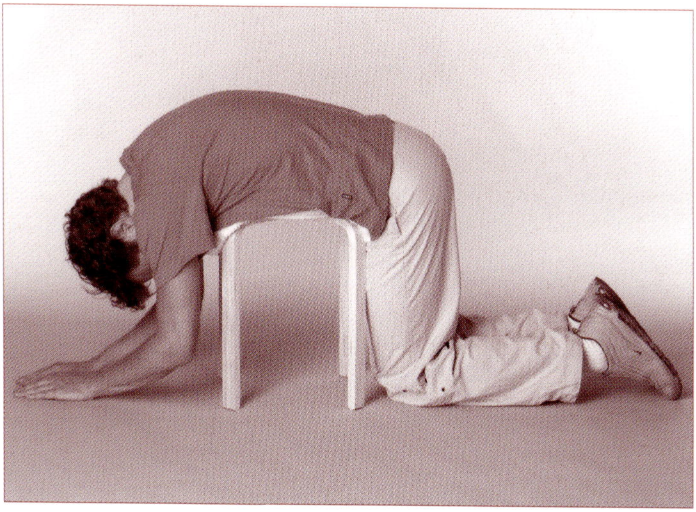

Abb. 19: Streckung der LWS, Variante 1

Ausgangsposition: Legen Sie ein Kissen oder ein weiches Handtuch über einen Hocker. Knien Sie sich vor dem Hocker auf den Boden.
Ausführung: Beugen Sie sich mit dem Oberkörper über den Hocker (Abb. 19, S. 143). Lassen Sie den Kopf locker nach unten hängen und spüren Sie der Dehnung in der LWS nach.

Streckung der Lendenwirbelsäule, Variante 2

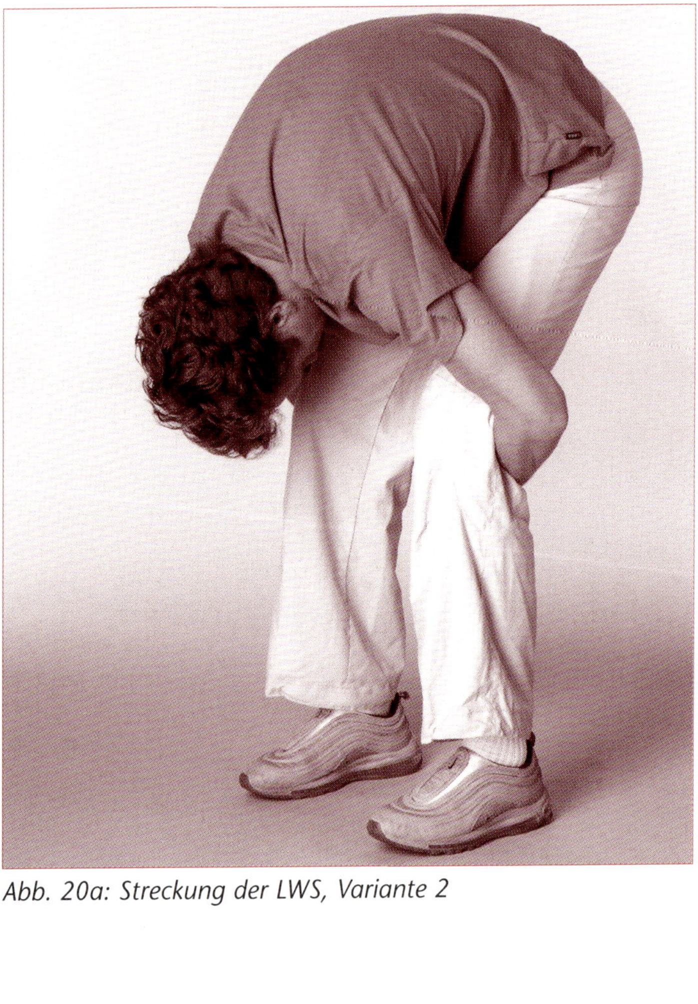

Abb. 20a: Streckung der LWS, Variante 2

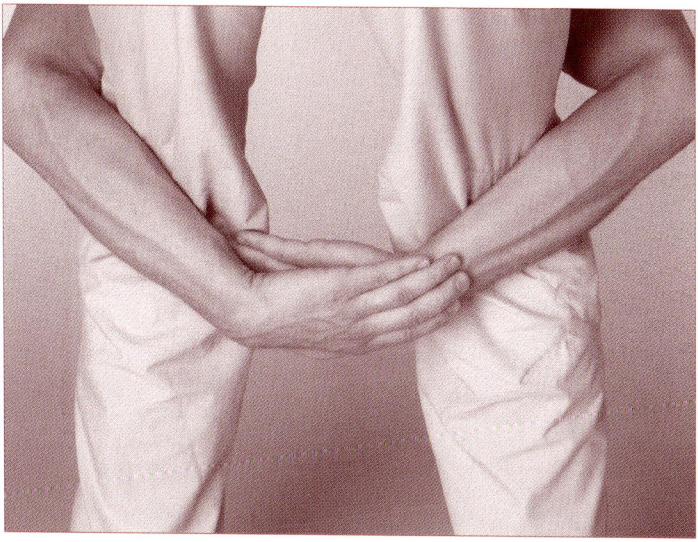

Abb. 20b: Handstellung bei der Streckung der LWS

Ausgangsposition: Stellen Sie sich hüftbreit hin, die Füße stehen parallel zueinander.

Ausführung: Beugen Sie den Oberkörper nach vorne, der Kopf hängt locker zwischen den Schultern nach unten. Legen Sie die Innenseiten der Unterarme etwas oberhalb der Kniekehlen an (Abb. 20a). Umfassen Sie dabei die Hände (siehe Detailfoto 20b). Nun entwickeln Sie Zug nach oben, indem Sie eine Aufrichtbewegung simulieren, mit den Unterarmen aber dagegenhalten. Stellen Sie sich dabei vor, Ihr Kreuzbein wäre mit einer Schnur an der Decke aufgehängt. Halten Sie diese Position einige Sekunden lang. Lassen Sie dann mit dem Zug nach oben etwas nach und verstärken Sie ihn wieder. Insgesamt sollten Sie nicht länger als 20 Sekunden üben. Achten Sie darauf, dass die Knie gebeugt sind und nicht nach innen knicken. Richten Sie sich danach langsam Wirbel für Wirbel von unten nach oben auf, mit dem Kopf zuletzt.

Tipps: Führen Sie nach Abschluss der Übung auf jeder Seite zwei- bis dreimal die Übung zur Korrektur der Hüft-

gelenke im Stehen durch (siehe S. 126f.). Versuchen Sie, in das Kreuzbein und die Lendenwirbelsäule hineinzuatmen.
Achtung: Diese Übung eignet sich nur, wenn Sie keine Probleme mit der Lendenwirbelsäule haben. Wenn Sie unter einem nach hinten herausstehenden Wirbel leiden, weichen Sie besser auf die Variante 1 aus. Durch das Herunterbeugen kommt es zu einem vermehrten Blutandrang im Kopf. Sollten Sie ein Schwindelgefühl verspüren, brechen Sie die Übung sofort ab.

Arme pendeln

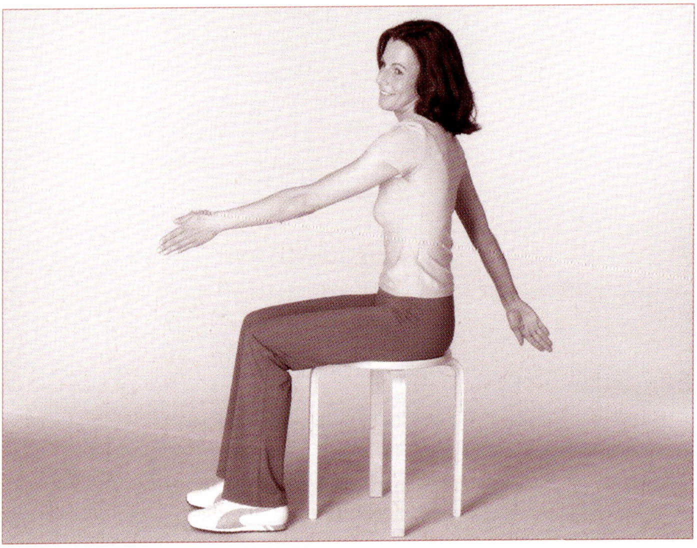

Abb. 21: Arme pendeln

Ausgangsposition: Setzen Sie sich auf einen Hocker.
Ausführung: Pendeln Sie mit den Armen locker gegengleich vor und zurück (Abb. 21). Die Arme bleiben dabei gestreckt; die Pendelbewegung wird ausschließlich aus den Schultern heraus durchgeführt. Atmen Sie dabei tief ein und aus.

Wirkung: Die Mobilisation bewirkt eine Regulierung und Lockerung der Brustwirbelsäule.

Funktionelle Kniebeuge

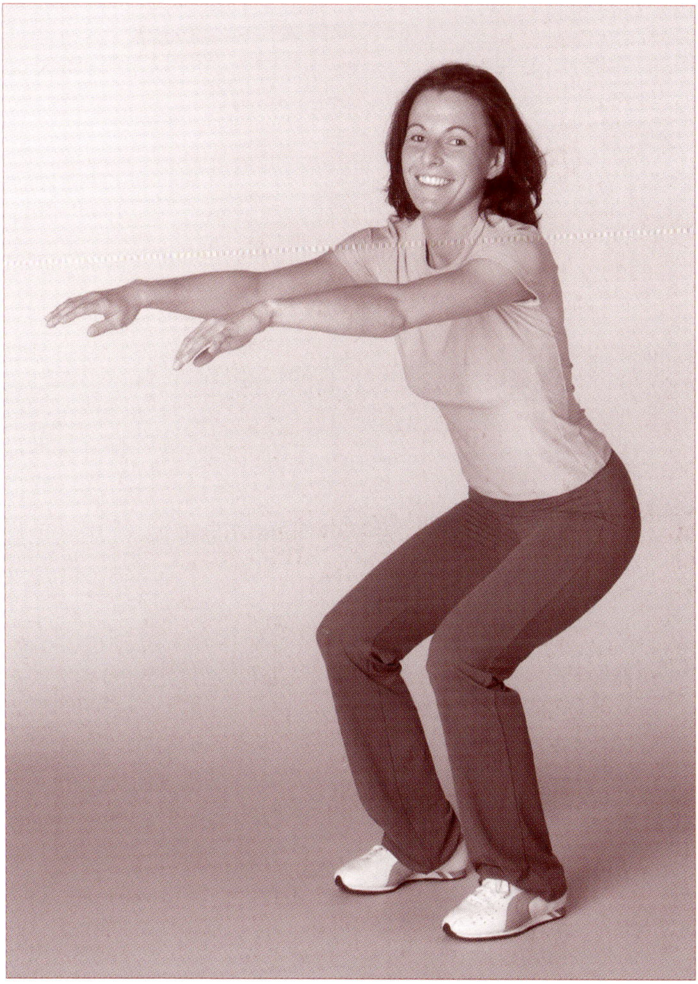

Abb. 22: Funktionelle Kniebeuge

Ausgangsposition: Stellen Sie sich etwas mehr als hüftbreit hin. Die Füße stehen parallel zueinander.
Ausführung: Beugen Sie langsam die Knie. Kopf, Schultern, Becken und Sprunggelenke befinden sich im Körperlot und bilden eine Linie (Abb. 22, S. 147). Nun strecken Sie die Knie langsam wieder; am Bewegungsende kippen Sie das Becken nach vorne. Gleichzeitig werden Beckenboden und Gesäßmuskulatur angespannt. In der Endstellung sollen die Knie noch leicht gebeugt sein.
Hinweis: Bleiben Sie während der gesamten Übung aufrecht. Vermeiden Sie eine einseitige Belastung der Vorderfüße oder der Fersen. Das Körpergewicht sollte während der gesamten Übung gleichmäßig auf die Fußsohlen verteilt bleiben. Beim Beugen der Knie atmen Sie aus und beim Strecken der Knie ein.
Wirkung: Die Übung trainiert über die funktionelle Beinachse die Muskeln des Oberschenkels und die das Hüftgelenk sichernde Muskulatur. Damit halten Sie das Hüftgelenk in seiner korrekten Position.

Das Iliosakralgelenk

Das Iliosakralgelenk – eigentlich kein Gelenk, sondern eine knorpelige Knochenverbindung – ist für Störungen sehr anfällig. Fehlstellungen können zu einer Fülle von Beschwerden führen, z.B. zu Gelenks- und Kreuzproblemen, Muskelverspannungen und -verhärtungen sowie Schmerzen in der Leistengegend.

Mit der Selbstübung können Sie vorbeugen oder gezielt gegen Blockaden vorgehen.

Mobilisation des Iliosakralgelenks

Ausgangsposition: Stellen Sie das linke Bein auf eine Erhöhung und strecken Sie das rechte Bein ganz leicht nach hinten aus (Abb. 23). Der Körper bleibt während der gesamten Übung aufrecht.

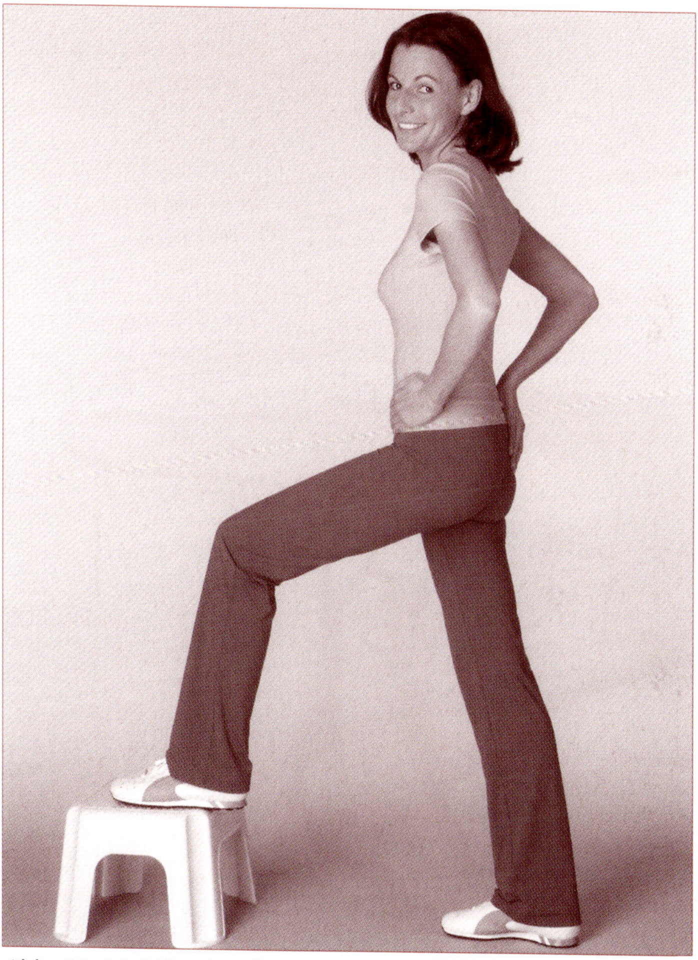

Abb. 23: Mobilisation des Iliosakralgelenks

Ausführung: Kippen Sie nun das Becken etwa zehnmal abwechselnd nach vorne und wieder nach hinten. Die linke Hand liegt locker seitlich am Becken an, während die rechte Hand der Bewegung im Becken folgt. Wechseln Sie dann das Bein und führen die Übung auf der anderen Seite ebenfalls etwa zehnmal aus.

Hinweis: Gelegentlich kann nach Ausführung der Übung ein Wärmegefühl in den Iliosakralgelenken auftreten.

Erdungsübung für das Kreuzbein

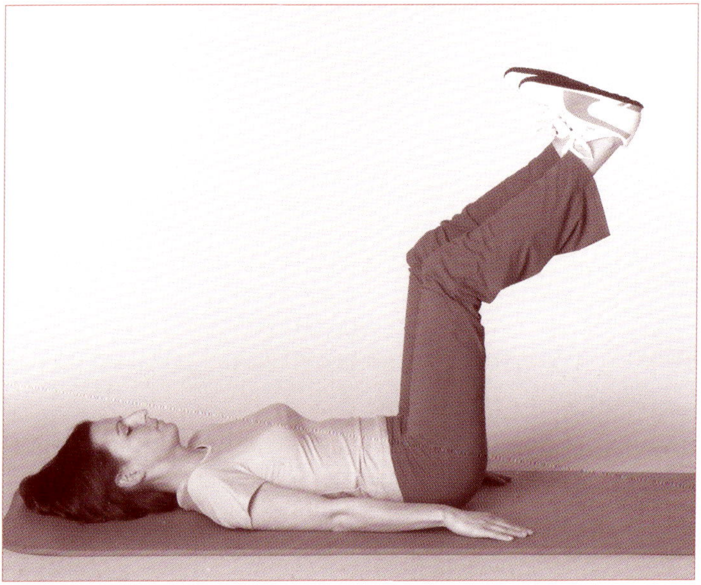

Abb. 24: Kreuzbein-Übung

Ausgangsposition: Legen Sie sich auf den Rücken. Nehmen Sie beide Beine in hüftbreiter Stellung nach oben. Halten Sie Ihre Füße parallel. Das Kreuzbein darf dabei den Kontakt zur Unterlage nicht verlieren.
Ausführung: Winkeln Sie nun die Knie leicht an und ziehen Sie die Zehenspitzen zu sich heran (Abb. 24). Der Kopf bleibt ebenfalls auf der Unterlage, die Arme liegen seitlich am Körper an. Je nach Trainingszustand können Sie bis zu mehreren Minuten in dieser Position verbleiben. Atmen Sie während der gesamten Übung gleichmäßig ein und aus.
Hinweis: Nach einiger Zeit kann eine Vibration der Beine einsetzen – das ist kein Grund zur Sorge, sondern sogar

eher wünschenswert. Atmen Sie weiter regelmäßig ein und aus und halten Sie das Kreuzbein auf der Unterlage.
Wirkung: Diese Übung dient dazu, den Iliosakral- und Kreuzbeinbereich zu vitalisieren und zu harmonisieren. Gleichzeitig werden die Bauchmuskeln leicht trainiert, ohne dass dabei die Lendenwirbelsäule belastet wird.

Kräftigungsübungen für die Rücken-, Gesäß- und Beinmuskulatur

Je trainierter Ihre Rücken-, Gesäß- und Beinmuskulatur ist, desto aufrechter ist Ihr Gang, desto leichter fällt Ihnen das Sitzen in einer günstigen Haltung (vgl. Seite 166) und desto weniger anfällig sind Sie für Rückenbeschwerden.

Kräftigung der Oberschenkelmuskulatur an der Wand

Ausgangsposition: Lehnen Sie sich mit dem Rücken gegen eine Wand. Die Füße stehen hüftbreit parallel nebeneinander, Schultern und Kopf berühren die Wand. Knie und Füße bilden eine Linie.
Ausführung: Beugen Sie die Beine bis zu einem Winkel von maximal 90 Grad (Abb. 25, Seite 152). Bleiben Sie in dieser Haltung, bis Sie die Anstrengung in den Oberschenkeln spüren. Je mehr die Beine gebeugt werden, desto intensiver trainieren Sie den Oberschenkelmuskel.
Hinweise: Lockern Sie nach der Übung Ihre Beinmuskeln, indem Sie die Beine ausschütteln. Weichen Sie während der Übung nicht in eine X- oder O-Bein-Stellung aus.

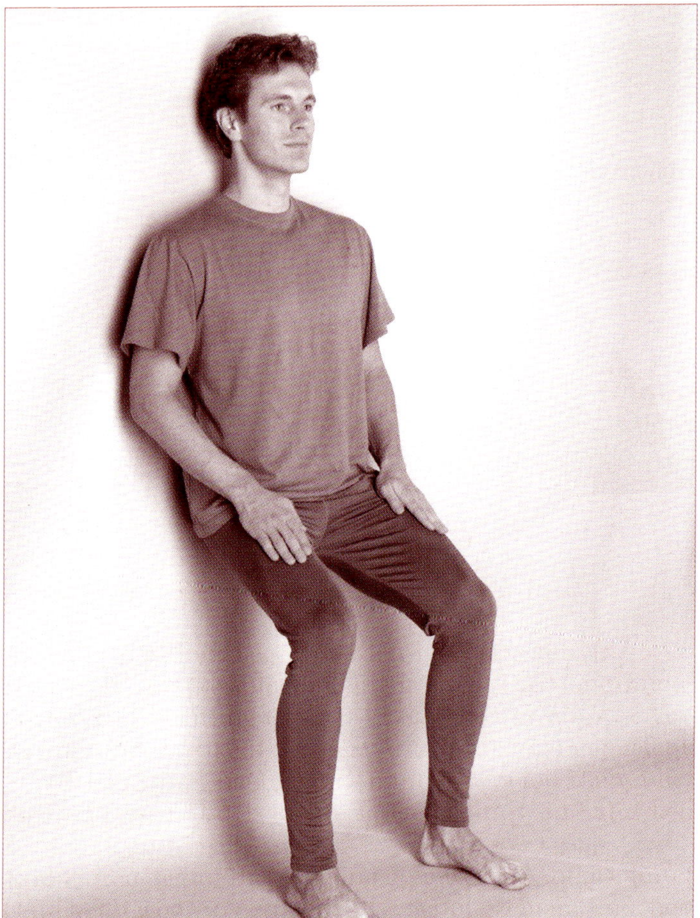

Abb. 25: Kräftigung der Oberschenkelmuskulatur an der Wand

Kräftigung der Rücken- und Gesäßmuskulatur im Vierfüßlerstand

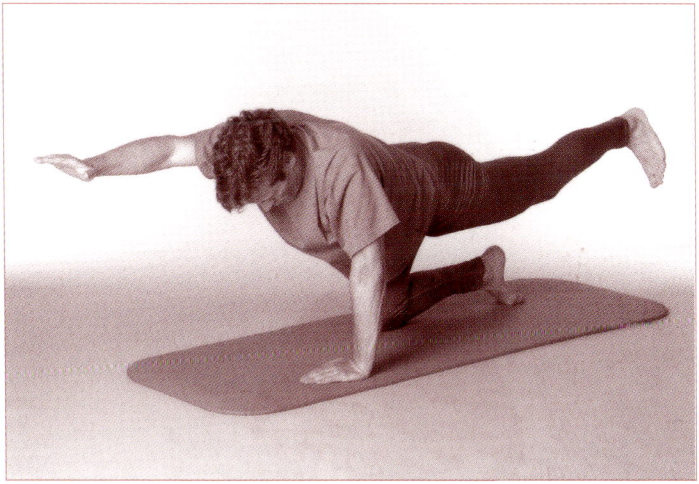

Abb. 26: Kräftigung der Rücken- und Gesäßmuskulatur im Vierfüßlerstand

Ausgangsposition: Begeben Sie sich in den Vierfüßlerstand. Halten Sie den Rücken gerade und weichen Sie nicht in ein Hohlkreuz oder einen Rundrücken aus. Die Nasenspitze zeigt zum Boden.
Ausführung: Strecken Sie den rechten Arm nach vorne. Gleichzeitig bringen Sie das linke Bein ebenfalls in eine gestreckte waagerechte Position. Dabei dreht sich der Fuß nach außen – so kräftigen Sie neben der Bauchmuskulatur auch die Gesäßmuskulatur (Abb. 26). Arm, Kopf, Schultern, Becken und Beine bilden eine Linie. Einige Sekunden halten. Die Seite wechseln und mit dem linken Arm und dem rechten Bein trainieren.
Hinweise: Benützen Sie für diese Übung eine weiche Unterlage, z.B. eine Gymnastikmatte. Falls Schmerzen in den Handgelenken auftreten, führen Sie im Anschluss die Übung zur Selbstkorrektur der Handgelenke durch. Achten Sie darauf, dass Sie den Kopf nicht überstrecken.

Kräftigung der Rücken- und Gesäßmuskulatur in Bauchlage

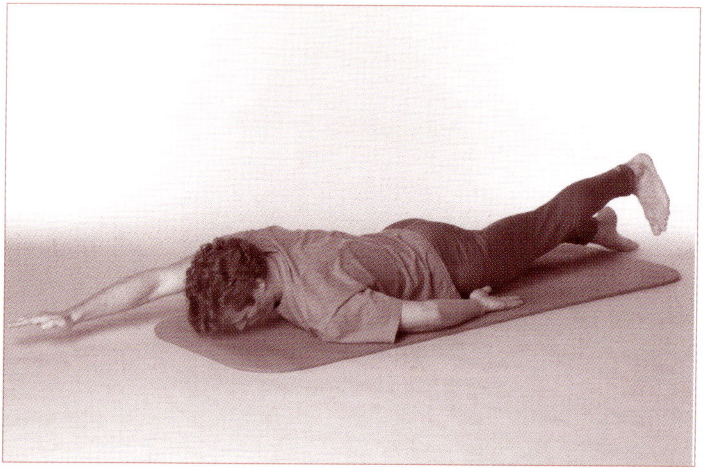

Abb. 27: Kräftigung der Rücken- und Gesäßmuskulatur in Bauchlage

Ausgangsposition: Legen Sie sich auf den Bauch. Strecken Sie den rechten Arm nach vorne aus. Der linke Arm liegt neben dem Körper. Die Nasenspitze zeigt zum Boden.
Ausführung: Heben Sie den Kopf leicht an und schauen Sie auf den Boden. Heben Sie den rechten Arm leicht an. Gleichzeitig strecken Sie das linke Bein aus und drehen den Fuß leicht nach außen. Einige Sekunden halten. Die Seite wechseln und mit linkem Arm und rechtem Bein trainieren.

Kräftigung Rückenmuskulatur und Oberschenkel (Rumpfvorhalte)

Für diese Übung benötigen Sie einen Stab – ideal geeignet ist ein Bambusstab oder ein Besenstiel.
Ausgangsposition: Setzen Sie sich auf einen Hocker, die Beine stehen hüftbreit auseinander. Nehmen Sie den Stab

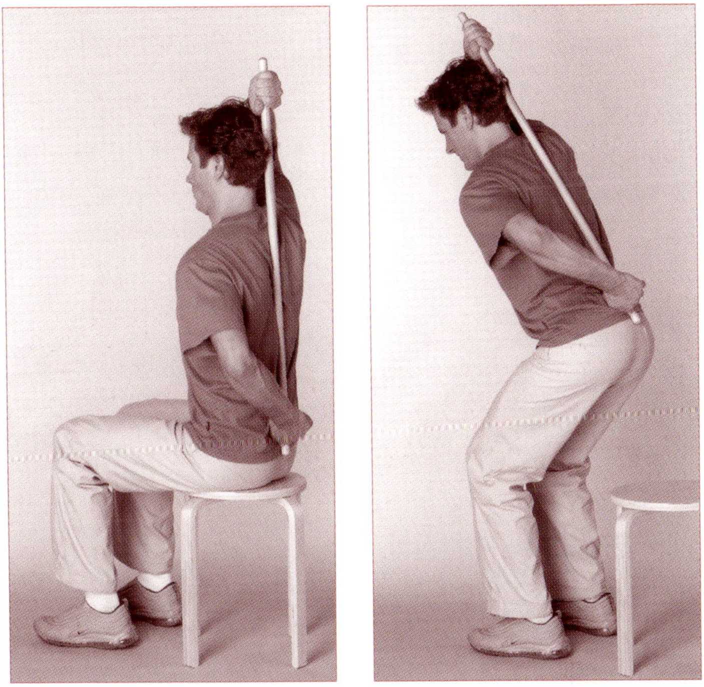

Abb. 28a + b: Rumpfvorhalte

oder Besenstiel mit beiden Händen auf den Rücken. Der Stab hat am Hinterkopf, der Brustwirbelsäule sowie der Lendenwirbelsäule Kontakt mit dem Körper (Abb. 28a).
Ausführung: Spannen Sie die Bauchmuskeln an. Stehen Sie nun langsam auf (Abb. 28b). Die Beine nicht ganz durchstrecken. Langsam wieder herunterkommen, bis Sie wieder auf dem Hocker sitzen. Einige Male wiederholen.
Hinweise: Atmen Sie gleichmäßig ein und aus und vermeiden Sie eine Pressatmung. Fortgeschrittene können den Bewegungsablauf fließend durchführen, d.h. ohne sich zwischendurch hinzusetzen. Bleiben Sie dazu etwas über der Sitzfläche des Hockers kurz in der Schwebe, bevor Sie wieder aufstehen.

Kräftigungsübungen für die Bauchmuskulatur

Eine gut trainierte Bauchmuskulatur sieht nicht nur knackig aus, sondern ist vor allem für die Gesunderhaltung des unteren Rückens von entscheidender Bedeutung. Denn die Bauchmuskeln übernehmen wichtige Stütz- und Haltefunktionen für die Lendenwirbelsäule. Sind sie zu schwach trainiert, kommt es zu einer Disharmonie im unteren Rücken. In vielen Fällen führt dies zu einer starken Hohlkreuzhaltung (Hyperlordose). Die Folge können eine Überbelastung der Bandscheiben und Probleme mit den Iliosakralgelenken sein. Daher ist eine gut trainierte Bauchmuskulatur wichtig für die physiologisch richtige Krümmung der Lendenwirbelsäule.

Kräftigung Bauchmuskulatur, Übung 1 (Bridging)

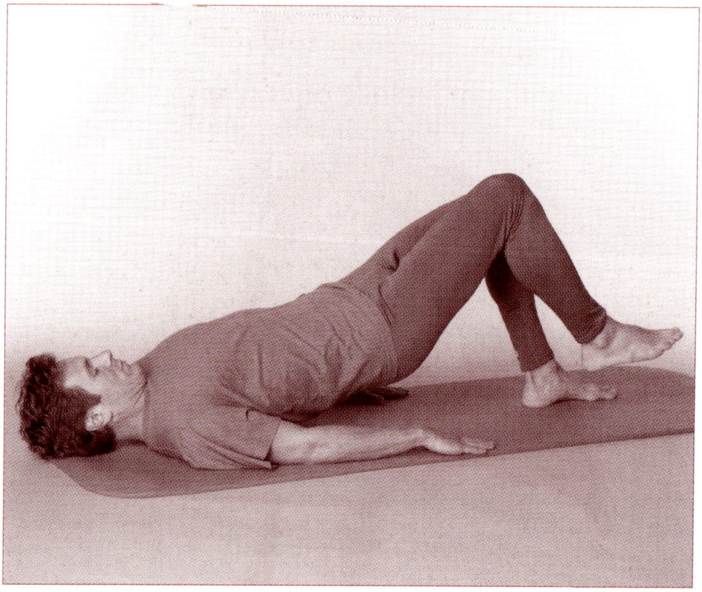

Abb. 29: Bridging

Ausgangsposition: Legen Sie sich auf den Rücken und winkeln Sie die Beine an. Die Arme liegen neben dem Körper. Ziehen Sie das Kinn zum Kehlkopf und lassen Sie den Kopf während der ganzen Übung am Boden.
Ausführung: Heben Sie das Becken soweit wie möglich an machen Sie kleine Schritte auf der Stelle (Abb. 29). Spannen Sie die Bauchmuskeln dabei an.
Tipp: Verwenden Sie als Unterlage eine weiche Matte.
Wirkung: Ohne die Laufschritte stärken Sie die unteren Rückenstecker; durch das „Laufen" werden die Multifidii, die Muskulatur der Zwischenwirbelsäule, gekräftigt.

Kräftigung Bauchmuskulatur, Übung 2

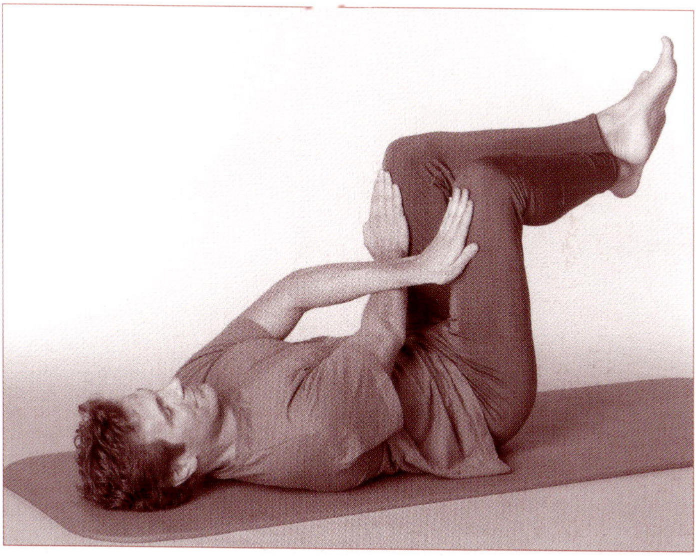

Abb. 30: Kräftigung der Bauchmuskulatur, Übung 2

Ausgangsposition: Legen Sie sich auf den Rücken. Strecken Sie die Halswirbelsäule und lassen Sie den Kopf während der gesamten Übung auf dem Boden. Die linke Hand liegt auf dem rechten Oberschenkel unterhalb des Knies, die rechte Hand liegt auf dem linken Oberschenkel.

Ausführung: Nehmen Sie beide Beine hoch, winkeln Sie die Knie um 90 Grad ab und überkreuzen Sie die Beine. Drücken Sie mit den Handinnenflächen an die Oberschenkel (Abb. 30, S. 157). Geben Sie mit den Oberschenkeln Gegendruck. Einige Sekunden halten.

Tipp: Atmen Sie während der Übung regelmäßig ein und aus und vermeiden Sie eine Pressatmung. Benutzen Sie eine etwas weichere Unterlage, z.B. eine Gymnastikmatte.

Wirkung: Trainiert wird hauptsächlich die gerade Bauchmuskulatur. Die Lendenwirbelsäule und die Bandscheiben werden dabei entlastet.

Kräftigung schräge Bauchmuskulatur, Übung 3

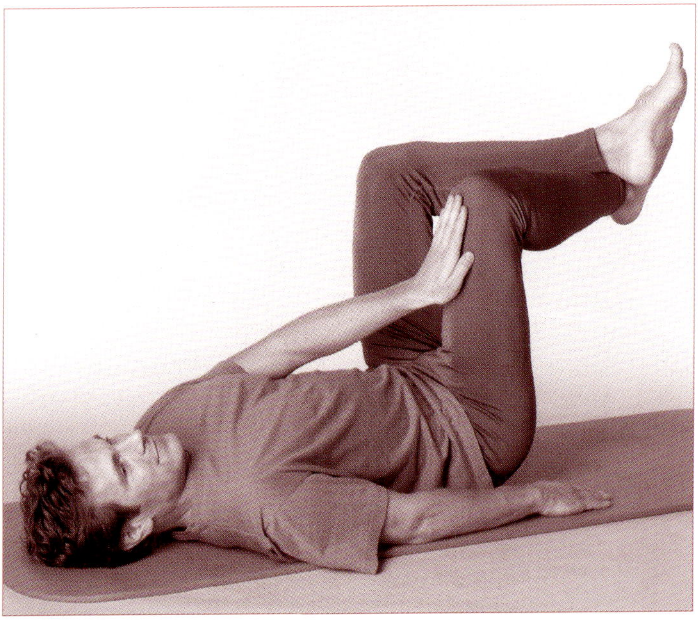

Abb. 31: Kräftigung der schrägen Bauchmuskulatur, Übung 3

Ausgangsposition: Legen Sie sich auf den Rücken. Strecken Sie die Halswirbelsäule und lassen Sie den Kopf während der gesamten Übung auf dem Boden.
Ausführung: Nehmen Sie beide Beine hoch, winkeln Sie die Beine wieder in den Kniegelenken ab und überkreuzen Sie die Beine. Legen Sie die linke Hand mit der Handinnenfläche an den rechten Oberschenkel und drücken Sie nach vorn (Abb. 31, S. 158). Geben Sie mit dem Oberschenkel Gegendruck. Einige Sekunden halten, die Oberschenkel bleiben dabei in der senkrechten Stellung. Wechseln Sie die Seite und führen die Übung mit der Handinnenfläche der rechten Hand am linken Oberschenkel durch.
Tipp: Achten Sie auf eine gleichmäßige Atmung. Benutzen Sie eine weiche Gymnastikmatte als Unterlage.
Wirkung: Mit dieser Übung trainieren Sie die schräge Bauchmuskulatur. Die Lendenwirbelsäule wird dabei weitgehend entlastet.

Rückengerechtes Verhalten im Alltag

Die Selbstübungen nach Dorn sowie das Kräftigungsprogramm helfen Ihnen dabei, Fehlstellungen der Gelenke zu korrigieren und die umliegende Muskulatur zu stärken. Mindestens ebenso wichtig ist es jedoch, im Alltag auf ein rückengerechtes Verhalten zu achten. Denn wenn Sie Ihren Rücken und Ihre Gelenke den ganzen Tag mit der falschen Sitzhaltung und womöglich beim Sport mit ungünstigen Dehnübungen belasten, können Sie dies nicht mit ein paar Übungen wettmachen.

Richtiges Aufstehen vom Liegen

Schon beim Aufstehen am Morgen können Sie einiges für Ihren Rücken tun: Springen Sie nicht einfach aus dem Bett – Sie riskieren sonst Wirbelverschiebungen und in der Folge Bandscheibenprobleme. Recken und strecken Sie sich zunächst ausgiebig. Lassen Sie sich dabei Zeit.

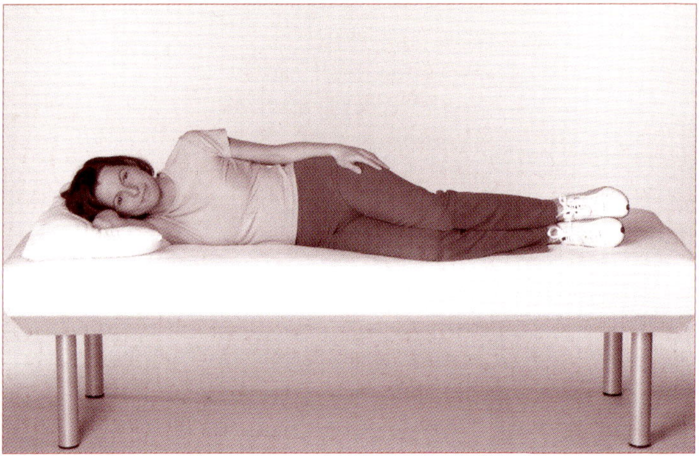

Abb. 32a

Zum Aufstehen drehen Sie sich auf die Seite und legen sich an die Bettkante. In der Rechtslage liegt der Kopf auf dem rechten Arm (Abb. 32a).

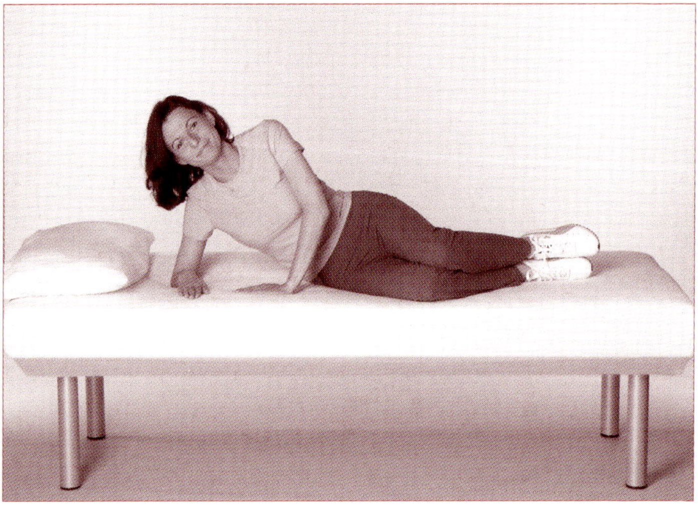

Abb. 32b

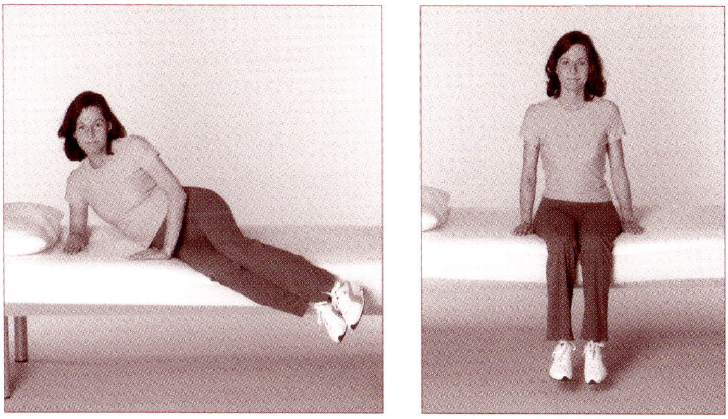

Abbi. 32c + d

Winkeln Sie die Beine leicht an und heben Sie die Beine aus dem Bett (Abb. 32b). Stützen Sie nun mit dem linken Arm den Oberkörper ab (Abb. 32c), sodass Sie in eine aufrechte Sitzposition gelangen (Abb. 32d). Bleiben Sie kurz in aufrechter Position am Bettrand sitzen und atmen Sie ein paar mal tief ein und aus; das regt den Kreislauf an.

Entlastung bei längeren Autofahrten

Bei längeren Autofahrten kann es durch einseitige oder falsche Belastungen schnell zu Rückenschmerzen und Muskelverspannungen kommen. Achten Sie deshalb darauf, dass Ihr Autositz richtig eingestellt ist. Wenn der Oberkörper zu weit nach hinten geneigt ist, verspannt sich die Rücken- und Beckenmuskulatur. Falls Sie zu nahe am Steuer sitzen, verspannt sich die Schulter- und Nackenmuskulatur; durch die gekrümmte Sitzhaltung belasten Sie zudem Ihre Bauchorgane. Bei einem richtig eingestellten Autositz sollte der Neigungswinkel zwischen Rumpf und Oberschenkel etwa 90–100 Grad betragen. Die Höhe ist dann richtig eingestellt, wenn die Hände das Lenkrad locker im oberen Drittel umfassen. Dabei sollen die Hände etwa in Herzhöhe gehalten werden.

Versuchen Sie nie länger als zwei Stunden am Stück zu fahren. Legen Sie zwischendurch an einem Parkplatz oder einer Raststätte eine Pause ein. Gönnen Sie Ihrem Körper etwas Bewegung; gehen Sie locker ein paar Schritte umher. Pendeln Sie dabei mit Ihren Armen gegengleich hin und her und atmen Sie tief ein und aus. Dadurch lockern sich Ihre Muskeln im Brustwirbelsäulenbereich. Machen Sie auch einige funktionelle Kniebeugen. Das trainiert Oberschenkel- und Hüftmuskulatur (siehe Seite 147f.). Zum Abschluss führen Sie die Hüftgelenksübung im Stehen (siehe Seite 127) durch.

Längere Autofahrten wirken sich durch die Sitzhaltung ungünstig auf das Hüftgelenk aus. Zur Korrektur ist deshalb nach dem Aussteigen die Hüftgelenksübung im Stehen empfehlenswert, die Sie immer auf beiden Seiten durchführen sollten. Mit dieser Maßnahme beugen Sie eventuellen Fehlstellungen der Hüfte vor. Zur Stabilisierung können Sie sich z.B. am Autodach festhalten.

Richtiges Ein- und Aussteigen ins bzw. aus dem Auto

Auch das Ein- und Aussteigen hat so seine Tücken. Durch das Spreizen der Beine treten Hebel- und Scherkräfte auf; ist Ihre Muskulatur unzureichend trainiert, können Sie dadurch Hüftgelenke und Becken in eine Fehlstellung bringen. Machen Sie sich das korrekte Einsteigen zur Gewohnheit – insbesondere wenn Sie unter Hüftproblemen leiden oder wenn gerade eine Korrektur der Beinlängen und/oder eine Wirbelsäulenbehandlung nach Dorn durchgeführt wurde.

Lassen Sie die Beine geschlossen und setzen Sie sich auf den Autositz (Abb. 33a, S. 163). Heben Sie nun beide Beine gleichzeitig an und ins Auto hinein (Abb. 33b, S. 163). Der Bewegungsablauf ähnelt dem des Einsteigens ins Auto im Winter. Stellen Sie sich einfach vor, Sie hätten Schnee an den Schuhen, würden die Schuhe abklopfen und dann beide Beine gleichzeitig ins Auto heben.

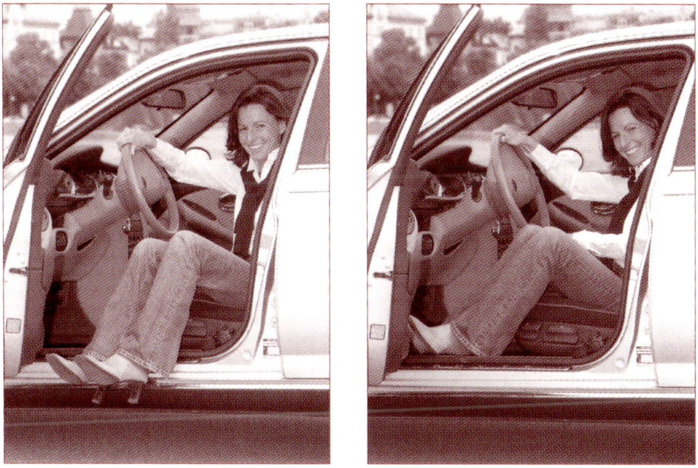

Abb. 33a + b: Richtiges Einsteigen in das Auto

Richtige und ungünstige Sitzhaltungen

Sitzen Sie auch gerne mit übereinander geschlagenen Beinen? Für viele ist diese Sitzhaltung (Abb. 34a, S. 164) völlig selbstverständlich. Leider ist diese Position aber Gift für das Hüftgelenk und bringt das Becken in eine Fehlstellung. Die auftretenden Zug- und Hebelkräfte belasten die Hüfte ungünstig, ziehen den Hüftgelenkskopf aus der Hüftpfanne und provozieren Beinlängendifferenzen mit all ihren negativen Folgen.

Gewohnte Haltungsmuster zu verändern, ist natürlich nicht immer ganz leicht. Lassen Sie sich dazu Zeit und machen Sie sich Ihre Sitzhaltung mehr und mehr bewusst. Nach einigen Tagen wird Ihnen das Sitzen mit übereinander geschlagenen Beinen bereits merkwürdig vorkommen. Positiver Nebeneffekt: Auch für den venösen Rückfluss des Blutes ist es günstig, die Beine nicht mehr übereinander zu schlagen. Ihre Beinvenen werden es Ihnen danken.

Tipp: Wenn Sie sich beim „falschen" Sitzen ertappt haben, empfiehlt sich die Übung zur Korrektur des Hüftgelenks im Stehen (siehe S. 127).

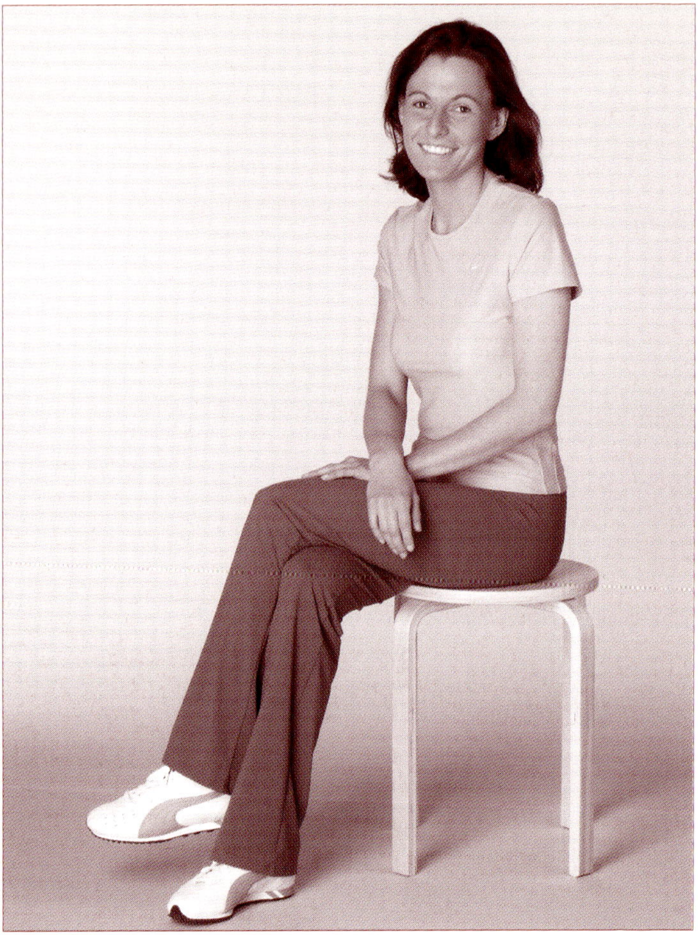

Abb. 34a: Falsches Sitzen mit übereinandergeschlagenen Beinen …

Falsches Sitzen (LWS-Lordose)

Unter korrektem, aufrechten Sitzen verstehen viele Menschen die Sitzhaltung mit durchgedrücktem Kreuz (Abb. 34b,

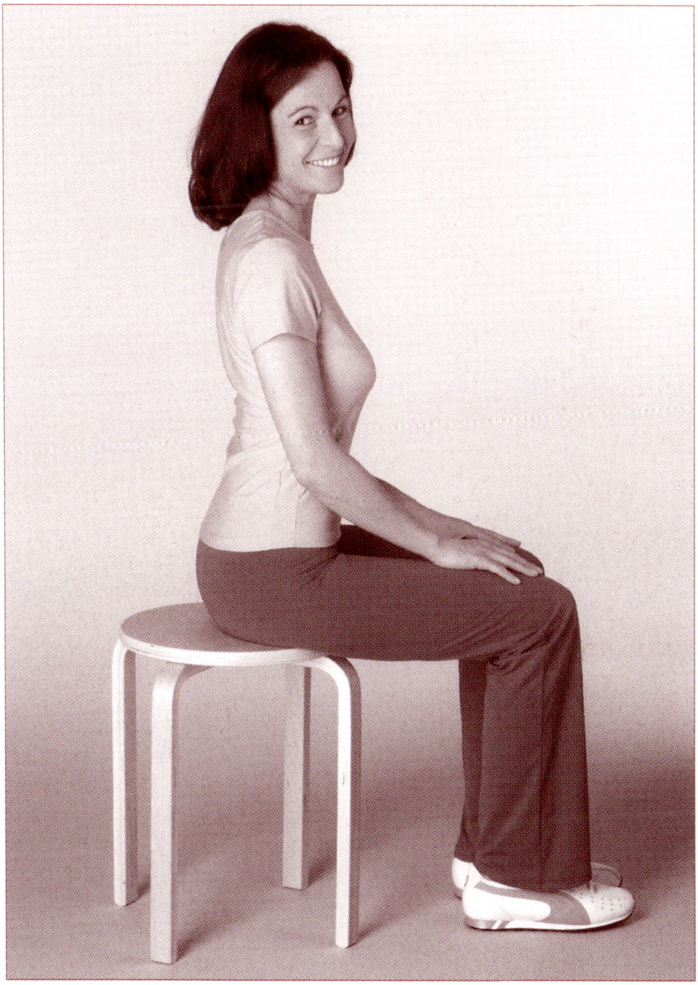

Abb. 34b: … und in Hohlkreuzhaltung

S. 165). Diese Sitzposition provoziert jedoch ein Hohlkreuz; die Rückenstreckmuskulatur spannt sich an, die Wirbelzwischenräume verschmälern sich und der Druck auf die Bandscheiben in der Lendenwirbelsäule nimmt zu.

Korrektes Sitzen (LWS-Kyphose)

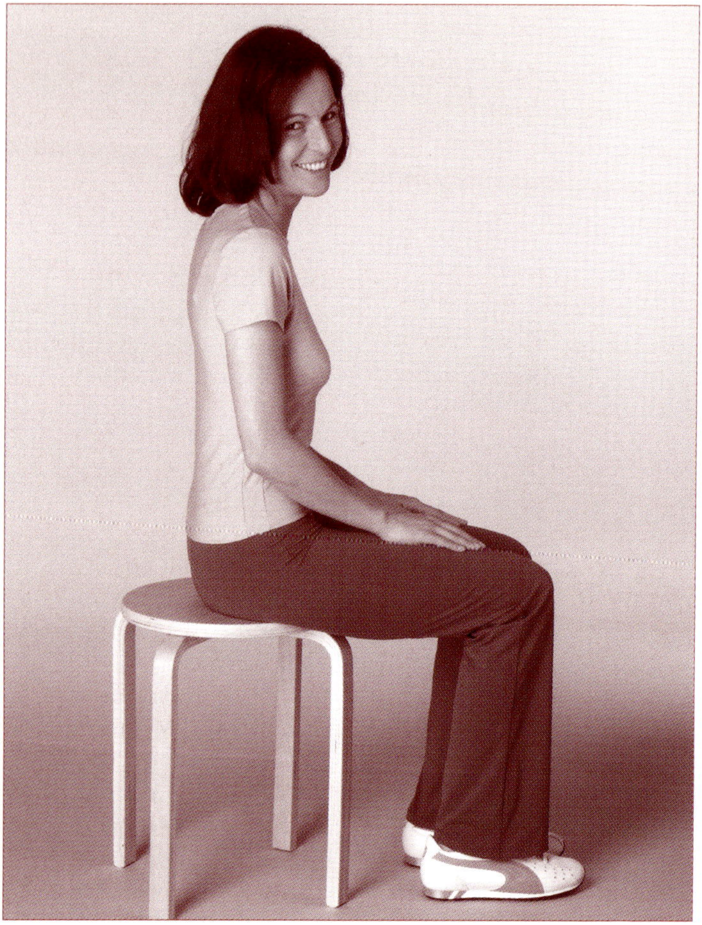

Abb. 34c: Korrekte Sitzhaltung

Anfänglich vielleicht etwas ungewohnt, aber wesentlich rückenschonender ist folgende Sitzhaltung: Kippen Sie das Becken etwas nach vorne (Abb. 34c). Achten Sie aber darauf, dass die Brustwirbelsäule nicht einsinkt.

Tipps für einen ergonomischen Arbeitsplatz

Sie sind ein Dauersitzer? Falls Sie den ganzen Tag am Schreibtisch oder vor dem Computer sitzen, garantiert. Wahrscheinlich empfinden Sie die Zeit, die Sie sitzend am Arbeitsplatz verbringen, manchmal als Qual für Ihren Rücken. Mit einigen Verhaltensänderungen ist es jedoch möglich, den Rücken effektiv zu entlasten.

Achten Sie darauf, nicht zu starr zu sitzen. Ein guter Bürostuhl sollte ergonomisch sein und Sie in Ihrem Bewegungsbedürfnis unterstützen. Die Armlehnen, falls vorhanden, sollten in der Höhe verstellbar sein; die Rückenlehne sollte ausreichend hoch sein, um auch den oberen Rücken zu unterstützen, und sich ebenfalls verstellen lassen.

Wichtig ist auch die Sitzfläche des Stuhls. Sie muss ausreichend groß und anatomisch geformt sein, d.h. nach hinten leicht ansteigen. Zu langes Sitzen, auch auf dem besten Stuhl, führt dennoch unweigerlich zu Verspannungen im Schulter-Nacken-Bereich und im Rücken. Stehen Sie deshalb zwischendurch immer wieder auf und bewegen Sie sich. Zwischendurch empfiehlt sich die Hüftgelenksübung im Stehen (siehe Seite 127), die Selbstübung zur Korrektur der Halswirbelsäule (siehe Seite 142) oder eine Massage der Schultermuskulatur. Arbeiten Sie ab und zu im Stehen, z.B. an einem Stehpult. Das bringt Abwechslung und fördert die Konzentrationsfähigkeit. Falls Sie am Computer arbeiten, achten Sie darauf, dass Bildschirm und Tastatur gerade vor Ihnen stehen. Klemmen Sie beim Telefonieren nicht den Hörer in die Halsbeuge. Dies kann zu Verschiebungen von Wirbeln im Bereich der Halswirbelsäule führen. Falls Sie viel telefonieren und gleichzeitig schreiben müssen, besorgen Sie sich am besten ein Headset. Wenn Sie viel mit einer Tastatur arbeiten, können Sie zwischendurch auch die Übung zur Korrektur Ihrer Fingergelenke machen (siehe Seite 133).

Tipps für Jogger und andere Freizeitsportler

Wärmen Sie Ihre Muskeln vor jeder sportlichen Tätigkeit auf. Dadurch bringen Sie Ihren Kreislauf in Schwung und beugen Verletzungen am Bewegungsapparat, speziell im Bereich von Sehnen, Bändern und Muskeln, vor. Sie können z.B. leicht auf der Stelle hüpfen und dabei kräftig ein- und ausatmen. Nehmen Sie dabei ruhig auch einmal die Arme zur Seite oder nach oben und entspannen Sie sich. Achten Sie beim Hüpfen auf eine hüftbreite, parallele Fußstellung. Setzen Sie beim Springen immer die ganze Fußsohle auf. Bleiben Sie in Ihren Gelenken locker, drücken Sie Ihre Arme und Beine nie starr durch. Vermeiden Sie Bewegungsabläufe mit übertriebenen Drehbewegungen des Oberkörpers. Kreisen Sie niemals den Kopf, Sie schaden damit Ihrer Halswirbelsäule. Joggen Sie nicht zu schnell. Ein langsameres Lauftraining ist effektiver und auch gesünder. Vermeiden Sie falsche Dehnübungen im Knie- und Hüftbereich (siehe Seite 169ff.). Nach jeder Dehnung empfiehlt es sich, die entsprechenden Übungen zur Selbstkorrektur der Gelenke (ab Seite 121) zu absolvieren. Bauen Sie Selbstübungen in Ihre Trainingseinheiten ein. Falls Sie zuhause Gymnastik machen, können Sie zwischendurch Gelenksübungen nach Dorn einfügen.

Die Selbstübungen nach Dorn eignen sich besonders gut für alle Sportarten, bei denen ein Gelenk verstärkt beansprucht wird: So empfehlen sich die Knie- und Hüftgelenksübung während oder auch nach dem Joggen oder Skifahren, die Sprunggelenksübung beim Inlineskaten und die Ellenbogenübung beim Tennis.

Richtig dehnen

Für viele Freizeitsportler ist häufiges Dehnen vor und nach körperlichen Aktivitäten selbstverständlich. Dabei können sich die Gelenke in der Gelenkpfanne jedoch verkanten und subluxieren. Besonders nach einer Behandlung mit der Dorn-Methode oder nach den Selbstübungen sollten Sie deshalb besser auf Dehn- und Stretchübungen verzichten.

Zur Mobilisierung des Bewegungsapparats vor sportlichen Aktivitäten können einige Dehnübungen hingegen durchaus sinnvoll sein. Wärmen Sie Ihre Muskeln vor jedem Dehnen auf, beispielsweise, indem Sie drei bis fünf Minuten leicht auf der Stelle laufen oder in die Pedale eines Hometrainers treten. Bringen Sie den Muskel langsam in die Dehnposition; es soll ein leichtes Ziehen entstehen. Bleiben Sie ca. 10–15 Sekunden in der Dehnstellung. Führen Sie jede Übung ein- bis dreimal durch. Führen Sie die Übungen immer auf beiden Seiten aus. Achten Sie auch beim Dehnen darauf, regelmäßig ein- und auszuatmen und vermeiden Sie eine Pressatmung. Ideal: bei der Belastung ausatmen, bei der Entlastung einatmen.

Leider sind einige Dehnübungen besonders populär, die den Gelenken mehr schaden als nützen. Nachfolgend finden Sie zwei besonders ungünstige Dehnungen und schonendere Alternativen.

Falsche Dehnung der Hüftbeuger liegend

Immer noch weit verbreitet ist diese Dehnübung für die Rückenmuskulatur, die hinteren Oberschenkelmuskulatur und die Hüftbeuger, bei der der Oberschenkel im Liegen in Richtung Brust gezogen wird (Abb. 35a, S. 170). Bei dieser Übung treten starke Zug- und Hebelkräfte auf, die den Hüftgelenkskopf aus der Hüftpfanne herausziehen und eine Fehlstellung der Hüfte provozieren.

Wesentlich schonender ist folgende Alternative (Abb. 35b, S. 170):

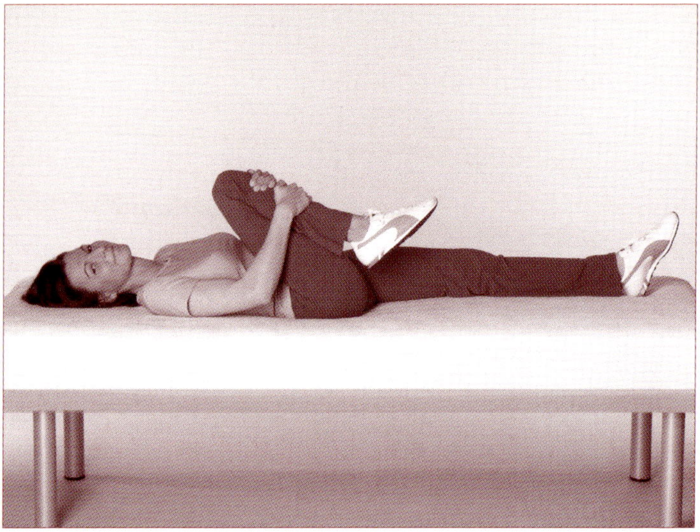

Abb. 35a: Falsche Dehnung der Hüftbeuger

Empfohlene Dehnung der Hüftbeuger liegend

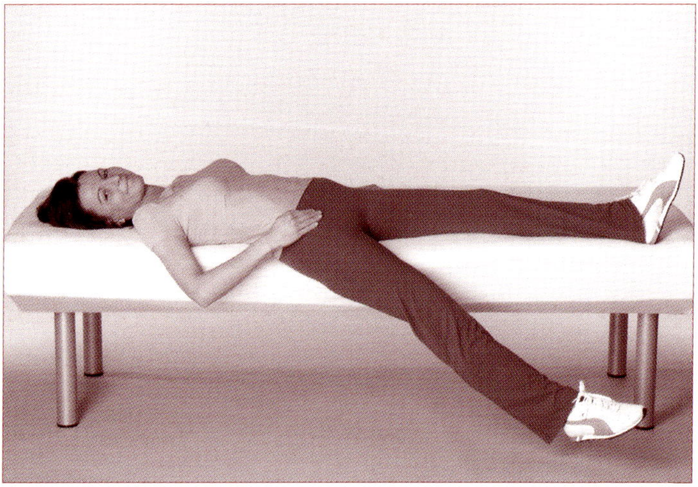

Abb. 35b: Empfohlene Dehnung der Hüftbeuger

Ausgangsposition: Legen Sie sich an den Rand eines Bettes oder einer höheren Couch.
Ausführung: Lassen Sie ein Bein gestreckt herunterhängen (Abb. 35b, S. 170). Wippen Sie mit dem gestreckten Bein leicht in die Dehnung hinein. Atmen Sie dabei ruhig und gleichmäßig. Bein wechseln und die andere Seite dehnen.
Achtung: Vermeiden Sie eine Hohlkreuzhaltung. Bei bereits bestehenden Beschwerden der Lendenwirbelsäule sollten Sie diese Übung nur nach Rücksprache mit dem Arzt durchführen.
Tipp: Führen Sie nach der Übung konsequent auf jeder Seite ca. dreimal die Hüftgelenksübung im Liegen durch (siehe Seite 124f.).

Dehnung der Hüftbeuger stehend

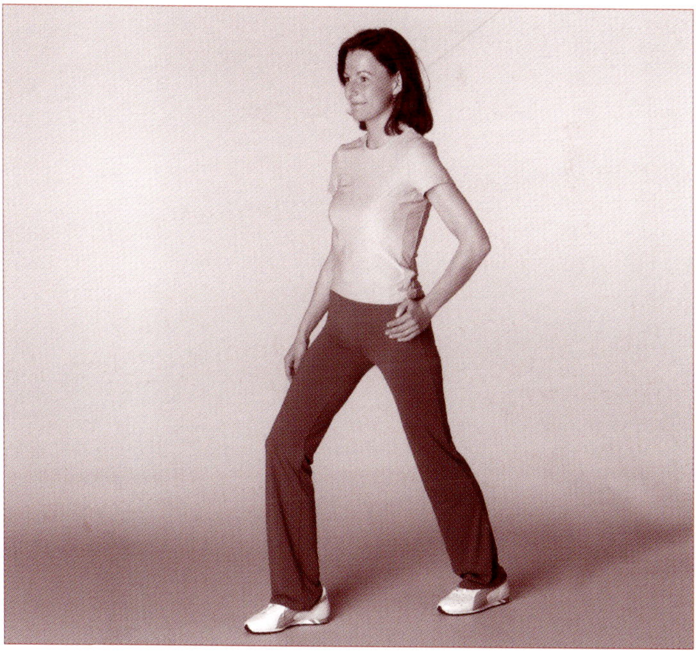

Abb. 35c: Dehnung der Hüftbeuger stehend

Ausgangsposition: Stehen Sie aufrecht auf dem Boden, die Beine stehen parallel zueinander.
Ausführung: Stellen Sie ein Bein gestreckt nach hinten aus, die Zehenspitzen beider Füße zeigen nach vorne. Machen Sie mit dem anderen Bein einen Ausfallschritt nach vorne. Schieben Sie nun für die Dehnwirkung die Hüfte leicht nach vorne. Halten Sie den Rücken gerade und vermeiden Sie ein Hohlkreuz (Abb. 35c, S. 171). Dehnen Sie auf beiden Seiten und wippen Sie leicht in die Dehnung hinein.
Hinweis: Das Knie des angewinkelten Beines sollte nicht über die Zehenspitzen hinausragen. Damit schützen Sie die Patellasehne des Knies vor ungünstiger Belastung.
Tipp: Führen Sie nach Beendigung der Dehnübungen drei- bis fünfmal die Selbstkorrektur beider Hüften im Stehen durch.

Falsche Dehnung von Hüftbeuger und Kniestrecker

Körper- und Physiotherapeuten sowie Fitnessstudios empfehlen zum Dehnen von Hüftbeuger und Kniestrecker häufig die Übung, bei der ein Knie stark abgewinkelt und dabei die Wade an den hinteren Oberschenkel herangezogen wird (Abb. 36a). Doch Vorsicht: Dabei provozieren Sie eine Fehlstellung des Kniegelenks (Kniegelenkssubluxation). Der Unterschenkel verschiebt sich im Verhältnis zum Oberschenkel nach hinten und Sie hebeln das Kniegelenk aus seiner korrekten Position heraus. Sie riskieren damit, dass Ihr Bein „länger" wird und Sie in den Zustand einer Beinlängendifferenz geraten. Dies kann langfristig zu erheblichen Beschwerden im Knie führen, etwa zu Meniskusschäden oder zu Schwächen des Bandapparats. Eine eventuell auftretende Beinverlängerung kann zu Problemen mit der gesamten Statik führen. Verzichten Sie deshalb am besten ganz auf die Übung – es gibt effektive Alternativen.

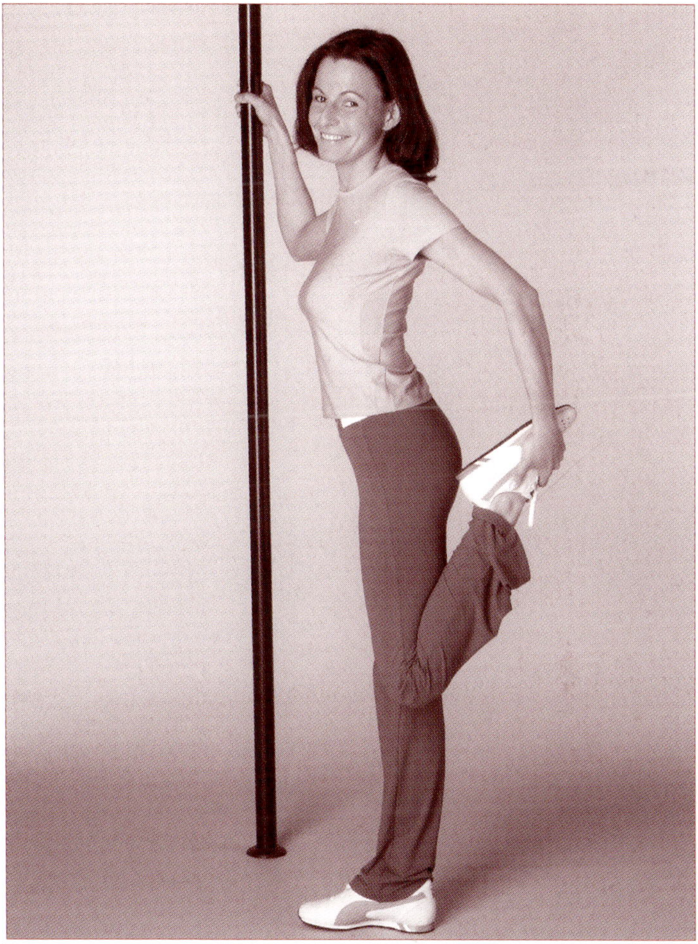

Abb. 36a: Falsche Dehnung von Hüftbeuger und Kniestrecker

Empfohlene Dehnung der Hüftbeuger und Kniestrecker

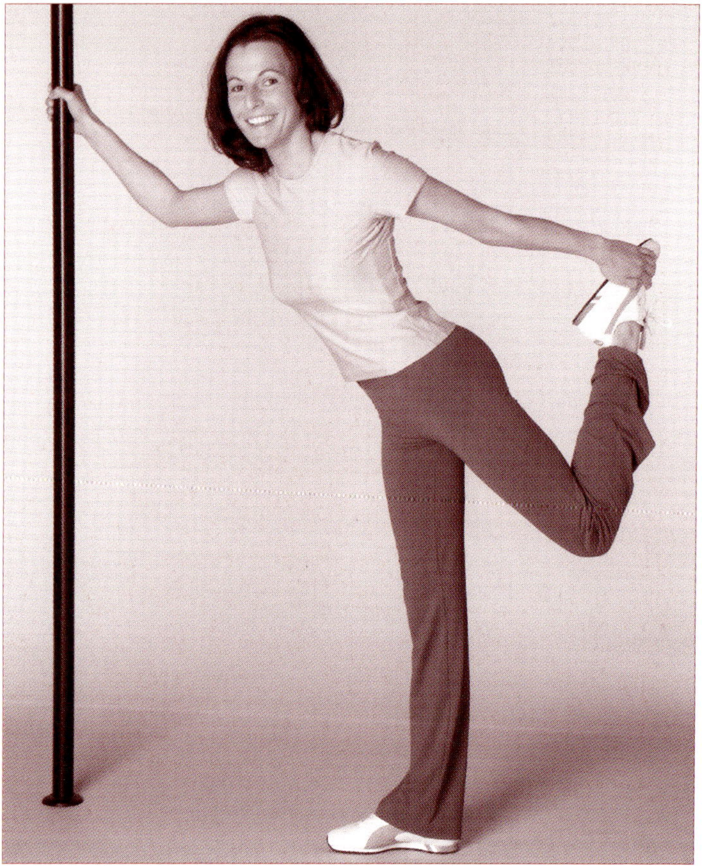

Abb. 36b: Empfohlene Dehnung der Hüftbeuger und Kniestrecker

Ausgangsposition: Stellen Sie sich aufrecht auf den Boden. Stützen Sie sich an einer Tür oder Wand ab, damit Sie während der Übung das Gleichgewicht nicht verlieren.
Ausführung: Strecken Sie das Standbein durch und winkeln Sie das Kniegelenk ab. Halten Sie den Rücken gerade

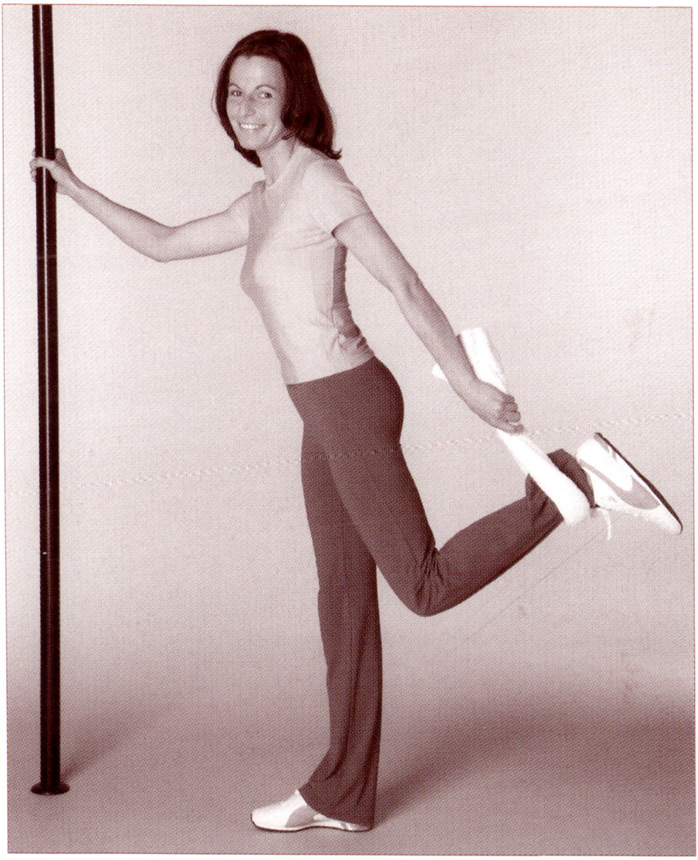

Abb. 36c: Empfohlene Dehnung der Hüftbeuger und Kniestrecker, Variante mit Handtuch

und vermeiden Sie ein Hohlkreuz. Die Hüfte soll während der gesamten Übung gestreckt bleiben. Umfassen Sie nun Ihren Fuß und ziehen Sie das Bein leicht nach hinten; den Unterschenkel jedoch nicht ganz zum Oberschenkel heranziehen (Abb. 36b). Dabei sollten Sie nur eine leichte Dehnwirkung im Oberschenkel spüren. Auf die andere Seite wechseln.

Hinweis: Üben Sie nicht zu intensiv. Diese Übung ist nicht nach jeder sportlichen Betätigung, sondern nur bei einer wirklich starken Verkürzung der Muskulatur notwendig.
Variante: Falls Sie Ihren Fuß nicht greifen können, benutzen Sie ein Handtuch als Verlängerung Ihres Armes (Abb. 36c).
Tipp: Führen Sie danach die Übung zur Korrektur der Hüfte im Stehen durch (siehe S. 127).

Dehnung der seitlichen Hals- und Nackenmuskulatur

Ausgangsposition: Stellen Sie sich aufrecht auf den Boden.
Ausführung: Neigen Sie den Kopf leicht zur Seite. Nehmen Sie die Arme nach hinten und ziehen einen Arm gestreckt nach unten (Abb. 37, S. 177). Wenn die linke Seite gedehnt werden soll, bringen Sie Zug auf den linken Arm und andersherum. Dabei nicht den Kopf drehen, sondern zur Seite geneigt mit Blick nach vorne halten. Halten Sie die Dehnung ca. fünf Sekunden und wechseln Sie dann auf die andere Seite.

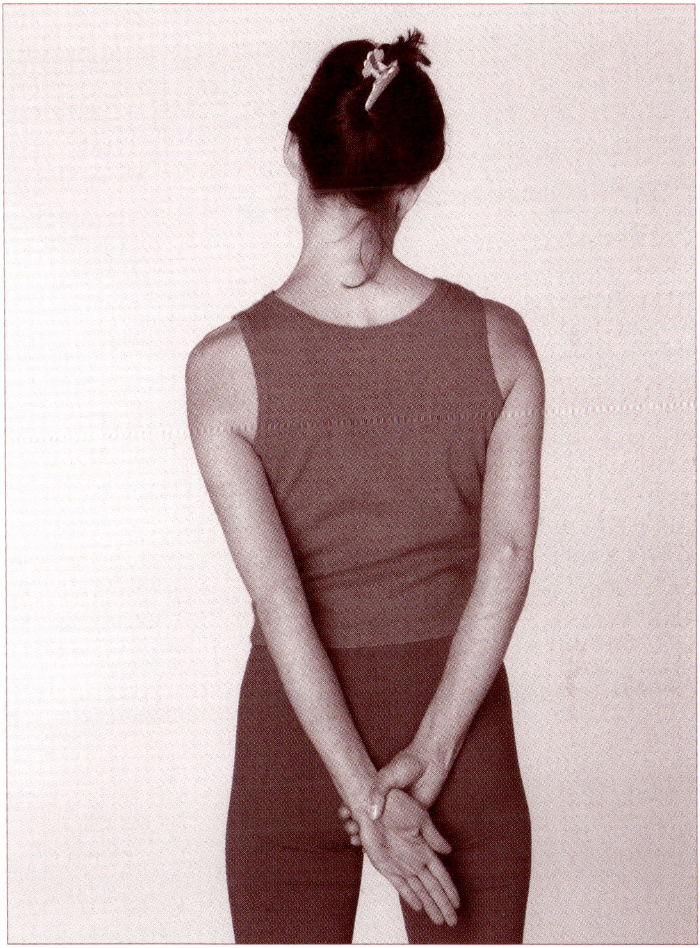

Abb. 37: Dehnung der seitlichen Hals- und Nackenmuskulatur

Rückendehnung (Katzenbuckel im Vierfüßlerstand)

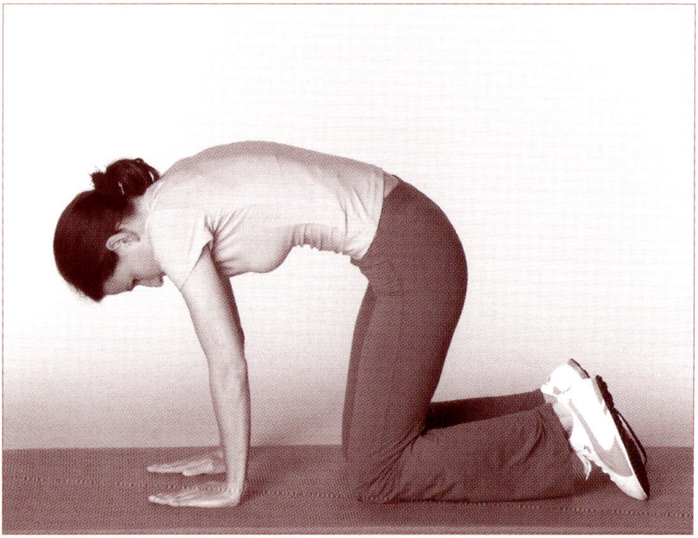

Abb. 38: Rückendehnung

Ausgangsposition: Knien Sie sich hin und begeben Sie sich in den Vierfüßlerstand. Die Arme und Beine stehen schulterbreit auseinander, Rücken und Hals bilden eine Linie. Achten Sie darauf, dass der Kopf locker bleibt und nicht überstreckt wird.
Ausführung: Machen Sie einen Katzenbuckel. Stützen Sie sich mit Ihren Händen flach am Boden ab. Ziehen Sie den Bauch ein und spannen Sie die Bauchmuskulatur an (Abb. 38). Einige Male wiederholen.
Hinweis: Falls Schmerzen in den Handgelenken auftreten, führen Sie im Anschluss die Übung zur Korrektur der Handgelenke durch (siehe S. 134f.).
Wirkung: Mit dieser Übung dehnen Sie die Rückenmuskulatur.

Prophylaxe bei Babys

Bei Babys ist der Bandapparat im Bereich des Kreuzbeins, der Hüfte und des Beckens sehr weich und elastisch. Während der Geburt treten durch die Enge des Geburtskanals der Mutter häufig Fehlstellungen von Hüft- und Kniegelenk (Subluxationen) auf. Falls der Säugling direkt nach der Geburt vom Geburtshelfer an den Beinchen aufgehängt wird – das geschieht zum Glück nur noch selten –, sind Fehlstellungen der Hüftgelenke und des Beckens vorprogrammiert.

Hüfte und Knie können jedoch schon in einem frühen Stadium korrigiert werden. So verhindern Sie mögliche Spätfolgen wie Wirbelsäulenverkrümmungen, damit einhergehende Verspannungen der Muskulatur und Rückenschmerzen. Auch etwaigen negativen Auswirkungen auf die Gelenke und die inneren Organe, die durch diese Fehlstellungen provoziert werden, können Sie mit den Übungen vorbeugen.

Hüftgelenkskorrektur nach Dorn

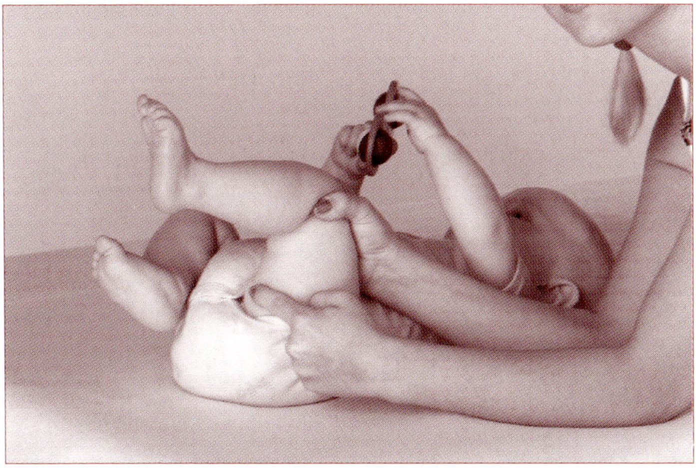

Abb. 39: Hüftgelenkskorrektur

Ausgangsposition: Das Baby liegt auf dem Rücken.
Ausführung: Ein idealer Zeitpunkt zum Üben ist beim Wickeln. Meistens strampeln die Beinchen. In einem geeigneten Moment greifen Sie ein Bein, legen Ihren Zeigefinger direkt unterhalb der Gesäßfalte des Babys an und drücken mit dem Finger leicht nach oben und seitlich Richtung Bauch (Abb. 39, S. 179). Nun legen Sie das Beinchen mit leichtem Druck des Fingers nach unten auf die Unterlage ab.
Tipp: Verfahren Sie spielerisch und warten Sie den richtigen Übungszeitpunkt für sich und Ihr Baby ab. Führen Sie die Übung zur Korrektur der Hüfte Ihres Babys ruhig mehrmals am Tag aus.

Kniegelenkskorrektur nach Dorn

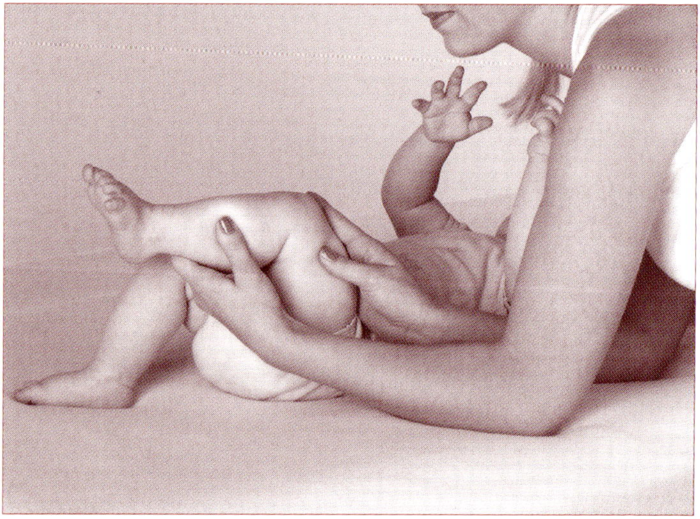

Abb. 40: Kniegelenkskorrektur

Ausgangsposition: Das Baby liegt auf dem Rücken.
Ausführung: Auch für diese Übung ist das Wickeln der beste Zeitpunkt. Winkeln Sie in einem geeigneten Mo-

ment ein Beinchen im Kniegelenk um 90 Grad ab. Oft hat das Baby von sich aus schon eine solche Beinhaltung. Legen Sie jetzt eine Hand an die Wade, etwas unterhalb der Kniekehle. Die andere Hand umfasst das Beinchen oberhalb der Kniescheibe (Abb. 40, S. 180). Geben Sie nun mit der an der Wade liegenden Hand sanften Druck Richtung Gelenk. Halten Sie leicht mit der anderen Hand dagegen und bringen Sie das Bein im Unterschenkel in die Streckung.
Tipp: Spielen Sie auch hier wieder mit dem richtigen Zeitpunkt für die Übung. Führen Sie die Übung ganz sanft und locker durch.

Anhang

Adressen

Dieter Dorn
Illerstr. 13
87763 Lautrach
Tel.: 08394-215

Günther Groß
Singenberg 34
88279 Amtzell bei Wangen
Tel.: 07520-92 31 95
Fax: 07520-92 32 24
www.schulungs-haus-dorn-gross.de
Organisation von Seminaren mit Dieter Dorn

Harald und Brigitte Fleig
Schopfheimerstr. 4
79664 Wehr
Tel.: 07762-72 60
www.breuss-dorn-fleig-therapie.de

Matthias Schwarz
Bahnhofplatz 5, 80335 München
Tel.+Fax: 089-55 86 76
www.gesundheitspraxis-schwarz.de
E-Mail: info@Gesundheitspraxis-Schwarz.de
(Fortgeschrittene/Aufbauseminare)
Grundseminare mit Matthias Schwarz können gebucht werden über:
ZfN Zentrum für Naturheilkunde
Hirtenstr. 26, 80335 München
Tel.: 089-54 59 31-0
www.zfn.de

Helmuth Koch und Hildegard Steinhauser
Webergasse 13, 88131 Lindau
Tel.: 08382-233 19
www.dornmethode.com

Gebhard u. Martina Bürke
Fahrstr. 15, CH-4628 Wolfwil
Tel.: 0041-62-926 55 77
E-Mail: g.buerke@dorn-breuss-seminare.ch
www.dorn-breuss-seminare.ch

Adressen von weiteren qualifizierten Therapeuten erhalten Sie bei:

www.dorntherapeuten.de *und* www.dorn-seminare.de
Adresslisten mit Dorn-Therapeuten in Deutschland, Österreich, Schweiz, Spanien, Türkei und Liechtenstein.

www.lehmann-seminare.de
Adressliste des Heilpraktikers Heiko Lehmann mit Dorn-Therapeuten in der Bundesrepublik.

www.breuss-dorn-fleig-therapie.de
Therapeutenliste des Dorn-Therapeuten Harald Fleig.

Literaturverzeichnis

Batmanghelidj, Faridun: Wasser, die gesunde Lösung. Ein Umlernbuch. VAK, Kirchzarten, 2002

Bailey, Philip M.: Psychologische Homöopathie. Knaur, München, 2001

Dahlke, Rüdiger: Krankheit als Sprache der Seele. Be-Deutung und Chance der Krankheitsbilder. Goldmann, München, 1997

Flemming, Gerda: Die Methode Dorn. Aurum, Braunschweig, 1999

Fleig, Harald: Heilen über die Wirbelsäule. Verlag Harald Fleig, Wehr; Vertrieb Jutta Merk, Wangen, Band 1 1999, Band 2 2001

Hay, Louise L.: Heile deinen Körper. Lüchow, Freiburg, 2003

Graulich, Michael: Wunder dauern etwas länger. Margarethen Verlag, Ottobeuren, 1998

Koch, Helmuth/Steinhauser, Hildegard: Die Dorn-Therapie. Foitzick, München, 2004

Moerman, Cornelis/Breuß, Rudolf: Krebs. Leukämie und andere scheinbar unheilbare Krankheiten mit natürlichen Mitteln heilbar. Kamphausen, Braunschweig, 1999

Penzel, Willy: Akupunkt-Massage nach Penzel, Bd. 3, Eigenverlag, 1992

Schäfer, Thomas: Was die Seele krank macht und was sie heilt. Die psychotherapeutische Arbeit Bert Hellingers. Knaur, München, 2000

Simonsohn, Barbara: Die Heilkraft der Afa-Alge. Goldmann, München, 2000

Sobotta, Johannes: Atlas der Anatomie des Menschen (Band 1 und 2). Urban und Fischer, München, 2000

Ulmer, G.A.: Der Mensch ist so gesund wie seine Füße. Die Lösung Ihrer Fußprobleme. Ulmer, Tuningen, 2002

Register

Der Autor

Der Heilpraktiker Matthias Schwarz arbeitet als Dorn-Therapeut, Homöopath und Körper-Psychotherapeut (Core-Energetik) mit eigener Praxis in München. Er wurde von Harald Fleig ausgebildet, assistierte bei Dieter Dorn und hat sich seit 1992 auf die Dorn-Therapie spezialisiert. Sein umfangreiches Wissen gibt er auch als Leiter von Seminaren zur Dorn-Therapie und als Dozent an einer Münchner Heilpraktikerschule weiter.